向世界最好的医院学经营

的医院

学经营

克利夫兰诊所的经营之道

The

Lessons in Excellence from

Cleveland

One of the World's Leading

Clinic Way

Healthcare Organizations

[美] 托比·科斯格罗夫（Toby Cosgrove） 著

科特勒咨询集团（中国） 译

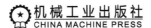

机械工业出版社
CHINA MACHINE PRESS

图书在版编目（CIP）数据

向世界最好的医院学经营：克利夫兰诊所的经营之道 /（美）科斯格罗夫（Cosgrove, T.）著；科特勒咨询集团（中国）译 . —北京：机械工业出版社，2014.12（2024.9 重印）

书名原文：The Cleveland Clinic Way: Lessons in Excellence from One of the World's Leading Healthcare Organizations

ISBN 978-7-111-48771-5

I. 向… II. ① 科… ② 科… III. 医院－经营管理－研究－美国 IV. R197.32

中国版本图书馆 CIP 数据核字（2014）第 281044 号

北京市版权局著作权合同登记 图字：01-2014-7483 号。

向世界最好的医院学经营
克利夫兰诊所的经营之道

出版发行：机械工业出版社（北京市西城区百万庄大街 22 号　邮政编码：100037）

责任编辑：王金强　　　　　　　　　　责任校对：殷　虹

印　　刷：北京建宏印刷有限公司　　　版　　次：2024 年 9 月第 1 版第 13 次印刷

开　　本：170mm×242mm　1/16　　　印　　张：12.75

书　　号：ISBN 978-7-111-48771-5　　定　　价：79.00 元

客服电话：（010）88361066　68326294

版权所有 · 侵权必究
封底无防伪标均为盗版

献给

克利夫兰诊所所有护理人员和信任我们的病人

目　录

推荐序

　　由于筹备我们在中国的"国际医谷"项目的原因，从 2009 年开始我几乎每年都要访问三家以上美国和欧洲的医院，几年下来看了 20 多家世界级的医院，包括梅奥诊所、麻省总医院、匹兹堡大学医疗中心等。这些医院的精细管理，以病人为中心的医疗实践，关注从科研到临床的转化医学，先进的医疗信息系统，创新的医院设计等均给我留下深刻的印象。但是我一直觉得克利夫兰诊所是给我带来最多思考的一个医疗集团。美国医疗支出占其 GDP 的 18% 左右，美国联邦政府一直致力于降低医疗负担，消减医疗开支。因此，美国各个医院均面临强大的降价压力和激烈的竞争。如何扩大市场份额，降低成本，提升医疗有效性和创新医疗模式成为竞争主题。克利夫兰诊所是医疗技术和模式创新的典范。从一个二线的美国城市成为了今天具有世界影响力的医疗集团，克利夫兰诊所做对了三件事情：

- 独特的业务组合：基础医学研究，临床医疗，商业服务，完全实现了基础医学研究到临床医疗应用再到产品商业化开发的"转化医学"。

- 对信息技术的深度应用：以病人为中心进行设计，完全实现无纸化、智能化和自动化，最早引入"智慧病房"设计、移动综合医疗信息系统等，这些技术使得这里的成本比美国同类医院低接近20%。

● 高效的组织模式：借鉴公司的模式，改变了美国传统医院"医疗mall"模式，以创新的公司制释放出了传统医院组织结构中的巨大生产力。

通过本书的阅读，读者会对克利夫兰诊所以下关键的运作细节有进一步的了解：

● 为什么医疗集团模式不仅能提供更好的医疗方案，还能提供更经济的医疗服务？

● 为什么合作医疗比传统模式更有效？

● 如何使用大数据来提高医疗质量的同时降低成本？

● 合作执业如何成为创新源泉？

● 为什么换位思考是改善患者治疗效果的关键？

● 为什么精神和身体的健康都取决于健康管理，而非疾病治疗？

● 如何在不同的情境下提供兼具舒适和价值的最佳医疗方案？

● 个性化医疗方案是如何针对患者而非疾病本身来设计的？

克利夫兰诊所的成功之道对正在蓬勃发展的中国医疗机构具有特别的启发性和借鉴性，其今日之成就得益于其多年坚持正确价值观引导下的创新实践。克利夫兰诊所是菲利普·科特勒先生所描述的"营销3.0"组织的典型代表。本书不仅仅适合医疗专业人士、医疗机构管理者，也适合广大企业管理人士、投资人和对建立卓越服务组织感兴趣的读者。

曹 虎

科特勒咨询集团中国区总裁

前　言

特丽·麦克斯特怀孕了[1]。在过去的 5 天里，每当她坐下来吃饭的时候，她就觉得自己的喉咙异常疼痛。她还不知道自己已经身处致命的危险之中，在她胸部深处，最大的血管——主动脉已经开始破裂。如果不及时治疗，血管将会大规模断裂，血液将喷涌而出。特丽和她未出生的孩子都会死去。

特丽匆匆赶往当地医院的急诊室，她的体貌特征引起了医生的注意。特丽的个子高高的，手臂很长，体貌特征跟亚伯拉罕·林肯很像。由此，可以推断特丽患有与林肯一样的马凡氏综合征。这是一种遗传性的结缔组织疾病，它会导致主动脉变得非常脆弱。这种病已经夺走了特丽的父亲和三个哥哥的生命，现在，似乎轮到特丽了。

幸运的是，特丽所在的美国俄亥俄州南部医院不同于其他医院，这里的护理人员知道该如何处理这种复杂的情况，因为它是克利夫兰诊所旗下的医疗机构。

一架直升飞机载着特丽飞往克利夫兰诊所更高级别的医院，她的病情每一分钟都在恶化。一个由外科医生、心脏科医生和产科医生组成的专家医疗小组对她进行会诊，他们设法让她平复下来，并评估她的病情。医疗小组迅速将特丽推进手术室，夹住她的主动脉，并安置了一台心肺机。妇产科医生介入并进行了紧急剖腹产，接生出一个可爱的男婴。

出生的婴儿正在接受检查，而另一边，特丽的手术台也被负责心血管的团队围了起来。主动脉救治的风险很高，这种手术包含一些复杂的外科程序，只有少数专家全面掌握了这方面的经验技术。特丽的外科医生、麻醉师、技师和护士已经各就各位。他们知道这将是一个漫长的夜晚，他们决心一定要让特丽活下来，让她第二天便能见到刚出生的儿子。

如果当地医院没有将特丽送到克利夫兰诊所，她可能熬不过那晚。"我们是在和时间赛跑。"一位外科医生说。特丽在第二天见到了她的儿子，并在入院 9 天后回家了。她花了 4 个月的时间进行恢复，最终又回到了工作岗位上，继续她在篮子制造厂的巡视工作。她的儿子塞斯现在已经 20 岁出头了。塞斯是一个"典型的年轻人"，特丽这样描述她的儿子，他喜欢玩电脑，花时间陪女朋友。同样，他也有马凡氏综合征，每年要进行主动脉检查。

特丽的案例体现了这种独特的医疗模式的优势——**医疗人员以团队的形式进行工作，医生亲自运作医院，一切以患者为中心**。与大多数的美国医生不同，克利夫兰诊所和其他少数机构的医生不是挂名在某个特定医院的自由医生。他们受雇于同一家医院，在工作中被充分整合进一支团队——这种方式造就了克利夫兰诊所的医生与其他医生的显著不同。在特丽的案例中，几十个领域的顶级专家能在半夜被紧急调度，共同处理一个复杂的病例。这是一种天衣无缝的协作，这种"每天都发生的奇迹"已经引起了从美国总统到《纽约客》的关注。

众所周知，美国的医疗系统是一个烂摊子。然而，在当今医学的前沿领域，克利夫兰诊所已经建立了一种更有效、更人性化的方式来治疗患者。令人惊喜的是，这种方式更加节省治疗费用。通过重新组织医生和医护人员，达成了更好的合作；通过加强协作、创新、提升患者体验和健康来重整各医疗机构。这样，我们便能解决任何可能引发医疗"危机"的问题，包括经济上的难题。我们能帮助人们活得更长寿、更健康，而国家也不会因为昂贵的医疗支出而破产；我们也可以推动一次挽救生命的技术革命；我们还能使就诊过程变得更加愉悦，并给予患者具有人文关怀的治疗体验。我们可以帮助医生更融洽地与病人相处、与团队其他成员交流，使大家重新享受医疗过程。

作为克利夫兰诊所的 CEO，我带领着一个市值几十亿美元，并在世界各地都设有分支机构的企业。但是，我并不是天生的首席执行官。作为一名心脏外科医生，我的大部分职业生涯都投入在了临床医疗上，我共操作了超过 22 000 例手术，其中包括世界上第一个微创瓣手术；我发明的工具和技术应用在世界各地的手术室中；我非常了解手术室的情形。我知道如何去组织一个小型、精密的团队来进行外科手术，我也知道如何构建一个完整的医院体系。我也了解医疗行业富有人情味的一面，我有过成千上万次救人一命的欣喜感，我也明白无力挽救病人的感受以及将坏消息告知其家人的艰难。

我爱我的病人，我喜欢做一名医生，但我从来没有觉得自己像一个医学专家。我在医学院是班上的最后一名，所有人都认为我不应该去心脏外科。那时我并不知道，我有一个还没有被诊断出来的学习能力缺陷：阅读障碍。在我的职业生涯中，这种缺陷反而成就了我。由于它的限制，我从来没有过从众心理，我不得不用自己的方式去学习、去理解周围发生的事。这启示了我如何领导克利夫兰诊所。

在美国各地，人们一直在问："医疗系统到底怎么了？我们该如何去解决？医疗保健的最佳模式是什么？"

显然，部分美国医疗机构的确运作得不好，但其他机构似乎运作得不错。运作良好的通常是像克利夫兰诊所这种大型、非营利性的医疗集团。国家媒体对这类医疗机构十分关注，做了很多相关报道。美国总统奥巴马在国家电视台称赞了像克利夫兰诊所这样的医疗机构，他参观了克利夫兰诊所，并仔细了解了我们是如何运营的。多年来，人们对克利夫兰诊所及其运营方式一直抱有浓厚的兴趣，人们想更多地了解克利夫兰诊所，想知道我们做了哪些与众不同的事情。

在本书出版的时候，美国正处于国家医疗改革的激烈纷争之中。我们的目的是分享关于美国医疗系统的好消息，并展示像克利夫兰诊所这样的机构如何引领未来医学。本书借鉴了我的演讲、写作、博客文章和发布过的克利夫兰诊所内部通讯稿件，这样可以提供关于本书主题以及诊所最全面、最准确的说明。

本书不是有关复杂医疗保险的争论。它不代表近期的医改法案的任何立场，也不探讨医生应该如何对待疾病。本书综述了实践医学的主导体系能够弃其糟粕、取其精华，以获得更好的发展；它让大家看到一场医疗革命正在克利夫兰诊所展开，并且这是一场顺应未来趋势、推动发展的革命。最终，希望你会发现这是一本振奋人心的书，本书描述了现实生活里的医生如何通过新的医疗介入方式来改善像特丽·麦克斯特这些真实患者的生活。

致 谢

团队合作渗透在克利夫兰诊所的每一项工作中，本书也不例外。在此，我要表达我对患者及其家属最深的感谢，他们与我们分享了鼓舞人心的故事，祝福你们永远享受健康。

感谢所有医生和管理人员在繁忙的日程中抽出时间接受采访，甚至还抽出时间来帮我通读手稿。你们的帮助是无价的！我要特别感谢吉姆·梅利诺医生（克利夫兰诊所的首席体验官）和吉姆·杨医生（克利夫兰诊所的内分泌学与代谢研究所所长及克利夫兰诊所勒纳医学院执行院长），感谢他们抽出宝贵的时间审阅稿件并提供有益的建议和意见。

克利夫兰诊所的行政管理员琳达·麦克休负责项目的整体管理，她自始至终都保持着敏锐的感知力和判断力。海伦·里斯，我们的著作经纪人，为本书找到了出版商并督促完成出版。史蒂芬·西拉吉负责本书的营销传播，赛思·舒尔曼的普罗维登斯文字思想公司协助进行了文字编辑。感谢你们每一个人！最后，我要感谢我的妻子安妮塔，感谢她对我的包容和支持。

下面，我将按姓氏列出所有我要感谢的人，是你们成就了这本书的出版：史蒂芬·艾博福医生、巴布·阿克曼、埃斯利、克里斯特尔·阿德金斯、苏·安德里亚、贝斯·阿姆斯壮、达莲娜·巴兰塔、吉多·贝尔戈米、吉恩·布莱克斯通医生、布瑞恩·博尔维尔医生、乔治·托马斯·巴德医生、纳托玛·坎菲尔德、托尼·罗赛利亚、克里斯·科伯恩、乔安妮·科恩、约翰·克罗默、康妮·科尔普、妮娜·德赛医生、梅根·杜尔、比尔·多纳托、哈里斯·英格医生、托马斯·法尔科内医生、凯西·佛朗哥医生、马克·佛米桑医生、史蒂芬·格拉斯、伊朗·格罗戴斯克医生、汤姆·格雷厄姆医生、乔·哈恩医生、C.马丁·哈里斯医生、艾迪·哈桑、迈克尔·亨德森医生、贝丝·赫兹、马修·希兹内、沙扎姆·侯赛因医生、安·休斯顿、约瑟夫·杨诺蒂医生、戴维·杰西、玛丽亚·尤克奇、马修·卡拉迪医生、迈克尔·卡坦医生、埃里克·克莱因医生、帕斯特·帕特里克·克莱茨、狄帕克·拉斯哈文尼医生、萨拉·拉佩医生、布雷特·拉斯医生、戴维·莱文医生、大卫·郎沃斯医生、道格·莱昂斯、保罗·马森、塔比莎·麦克伦登、特里·麦克科特、史蒂芬·麦克海尔、露丝玛丽·康纳麦麦特、吉姆·梅利诺医生、迈克尔·莫迪克医生、威廉·莫里斯医生、珍妮·墨菲、伊马德·纳吉姆医生、达纳和格兰特·奥斯本、珍·帕里什、香农·菲利普医生、卡罗尔·瑞德、迈克尔·罗伊森医生、埃里克·罗塞利医生、瑞秋·鲁斯纳克、玛丽亚·西米奥诺医生、尼古拉斯·麦蒂纳医生、丹尼尔·沙利文医生、莎伦·萨瑟兰医生、凯瑟琳·邓医生、杰夫·文斯医生、达雷尔·怀特、大卫·怀特利、罗伯特·威利医生、吉姆斯·杨医生和斯蒂芬妮·齐默尔曼。

医疗集团能提供更优质、更经济的医疗服务

　　克利夫兰的冬天是美丽的，空气清新，常绿植物银装素裹。到了 3 月中旬，树木枝干从白雪中裸露出来，天空是灰色的，空气中也弥漫了生命的气息。此时，丽萨·坎特维尔（一个 20 多岁的女人）去见了医生，并做了产前超声检查。她已是两个孩子的母亲，之前已经通过了产前测试，但她和丈夫乔西对接下来的这场灾难却毫无心理准备。

　　第 18 周进行的超声检查显示，胎儿的脖子上有异物——黑压压的一片，长约 6 厘米。这是丽萨的产前检查专家从业 35 年以来从未见过的事情。

　　接下来的几次超声检查显示出这个囊肿逐渐扩大，丽萨的护理人员担心囊肿会对宝宝的呼吸功能造成损害。于是，他们将丽萨从克利夫兰社区医院转到了主院区，主院区通常会处理最严重和复杂的病例。丽萨被送到胎儿护理中心，在这里，产科医生、新生儿和儿科专家组成了一个多学科团队来为丽萨和婴儿提供医疗服务。该中心不是一栋建筑而已，而是由目标、

协议、电子病历连接而成的一个实实在在的团队。

当丽萨要分娩的时候，一名优秀的儿科头颈外科医生保罗发现囊肿聚集在婴儿的气管下面，婴儿可能无法在子宫外面呼吸，而且剪断脐带可能会使婴儿有生命危险。

科瑞克维茨医生的研究小组运用了一个非常规的程序，准备了两个并排的手术室，外科医护将在第二个手术室里待命，随时准备为婴儿进行手术。在第一个手术室，丽萨接受正常的剖腹产手术，但婴儿只会有部分身体离开子宫。在身体全部出来之前，科瑞克维茨医生会进行内窥镜检测，看看婴儿的气管是否清晰。幸运的是，它很清晰。现在婴儿多米尼克已经被送到了新生儿重症监护室。

用肉眼看，婴儿的脖子完全是正常的，但是囊肿在皮肤下面，而且持续变大。这是一个囊状水瘤，囊肿部位里面充满液体。一旦他们回到家，丽萨就要仔细监测多米尼克，确保囊肿不会妨碍到他的呼吸。丽萨几乎每天都会跟胎儿监护中心的护士通电话。但到了第二周，丽萨注意到多米尼克的脸色发青。囊肿已经变得非常大，遏制了她儿子的呼吸。

丽萨和乔西带着多米尼克赶到克利夫兰诊所急诊科。医护人员为多米尼克进行插管，打开他的呼吸道，科瑞克维茨医生则准备进行手术。第二天，医生从多米尼克的甲状腺左叶向上穿过甲状腺软骨，连接鼻腔的耳道取出了一个囊肿。对于一个仅仅两周的纤弱婴儿来说，手术要涉及部位的组织结构是非常细小的，而控制听觉和语言的颅神经刚好经过这些部位。手术期间，必须控制出血量，因为婴儿没有那么多的血液。手术历时4个小时30分钟，非常成功。多米尼克被移送至了儿童重症监护室，其他的医疗专家和训练有素的护士为他进行专业的医护。

在医护人员的精心照料下，多尼米克的身体逐渐康复，并开始了正常的生活。

如何组织医生至关重要

单靠一个医生是不能拯救多米尼克的生命的。他能存活下来源于许多护理人员的精心护理——高技能的专家团队，包括放射科医生、耳鼻喉科医生、新生儿专家、产科医生、麻醉师、护士和技术人员。医护人员组成了一个整合化的团队，每个人的职责不尽相同，却又环环相扣。团队中从顶端的专家人员到护士再到手术消毒人员，每个人的岗位功能都是紧密衔接的。像任何一个企业中紧密合作的团队一样，多米尼克的护理人员都穿着同样标志的工作服，向同一个组织进行汇报，薪水也都由同一个组织发放。他们有着相同的使命，即拯救生命、患者至上，推进健康和医疗事业。作为医疗集团成员，他们需要保证医疗品质，履行安全协议，注重成本有效性的采购，致力于创新与流程改进。

所有人都在讨论美国的医疗"系统"，但它并不是传统意义上的"系统"。美国有80万名医生[1]，其中有一些是个体医生，有一些则就职于医院。很多医生的工作环境只有不到20个同事。截至2012年，约有40%的医生是完全独立工作的[2]。这种小规模、家庭作坊式的方式可以提供精细的服务，但服务的质量会参差不齐，并且通常成本很高。如今，通力协作、标准化、质量提升等驱动因素促使这个社会以更迅速、更低成本的方式为更多的人创造高品质的产品与服务，以往任何一个时代都无法与之相比，而这在医疗领域有待普及。

在过去的 250 年里，有些战略彻底改变了从纺织业到农牧业的几乎每一个行业，这些战略也同样适用于医疗行业。我们首先要做的就是采用与以往不同的方式将医生组织起来——将他们组织在一起，形成一个更大的医疗机构，并且由医生而非职业经理人领导这个机构。

2005 年，美国只有 4.5% 的医生曾在有 50 人或以上的医疗集团工作过[3]。然而，这种情况在迅速发生改变。毫无疑问，更多的美国医疗机构都将转型为医疗集团模式，也就是梅奥诊所、克利夫兰诊所、凯撒医疗机构（加利福尼亚州）等类似组织所采用的模式。我们也许会看到越来越多的医疗集团拥有几百甚至上千名医生。这些机构将会，也应当采用企业化的运作模式：统一支付医生工资、确保持久就业、提高年度绩效，并根据规模来采购高质量且更经济实用的医疗设备。

医疗集团模式及克利夫兰诊所的起源

医疗集团模式最初起源于美国中西部。第一个非营利性的医疗集团（梅奥诊所）于 100 多年前由威廉和查理·梅奥在明尼苏达州的罗切斯特市建立。如今，梅奥诊所是世界上最大的非营利性医疗集团。第二个医疗集团便是 1921 年建立的克利夫兰诊所。克利夫兰诊所的创始人——乔治·克莱尔、弗兰克·邦特、威廉·洛厄、约翰·菲利普斯和梅奥兄弟是好朋友。他们一起打猎、捕鱼，住在彼此的家里，并分享了实现医疗最佳实践的想法[4]。美国在 1917 年参与第一次世界大战时，克莱尔博士是第一个自愿参军的医生。克莱尔医生和他的同事在离前线不远的地方建立了军队医院。军事化的医疗方式给他们留下了深刻的印象，这种方式与社会上以私人执业为主导的模式大相径庭。军事化医疗是集体性质的，物资被有效地管理，这种创新实践很快被采纳。大家都有共同的使命，所有人都把精力全部集中在患者身上，让患者得到更好的治疗[5]。

当克莱尔医生和他的同事回到克利夫兰时，他们认为建立一个理想的医疗中心的时机已到。他们想白手起家，借鉴梅奥诊所的相关经验，并应用军事化医疗管理模式来创立一个新型的医疗企业。就这样，克利夫兰诊所问世了。

非营利组织

我们是一个非营利的医疗集团。没有人真正拥有克利夫兰诊所。我们互相信任。

董事会

组织的最高层是由选举产生的董事会。董事会监督我们非营利的使命、批准预算、制定补偿机制，并管理股权转让。该董事会包括商界领袖、慈善领袖和有社区意识的志同道合的人。

CEO 兼总裁

CEO 同时兼任董事会主席。CEO 与执行团队一起制订合作条例，同时监督所有的临床及运营事项。CEO 会就组织的护理改进、使命、愿景和价值观方面与医护人员进行沟通。

办公室主任

办公室主任管理克利夫兰诊所所有医务人员的劳务事项。

医生和科学家

克利夫兰诊所雇用了 3 000 名医生和科学家。这些专业人士代表了120 个医学专科及其附属专业领域。他们的合同期都是一年，并接受年度绩效考核。

支持和服务

克利夫兰诊所的医务人员超过 40 000 人，其中包括 11 000 名护士。这些医护工作者包括专职医疗人员、管理人员、文员、维护人员、信息技术专家、财务专家、记账专员和预约专员，以及数以百计的其他工作人员。他们都为患者提供了更好的就诊体验。

克利夫兰诊所是一个由医生运作的组织，这正是它与众不同的地方。其他类型医疗中心对这种管理产生过质疑，但超过 90 年的经验告诉我们，对于非营利组织而言，由医生来主导是最好的方式。毕竟，医生要为患者的健康承担最终责任，所以让医生而非门外汉来做与患者医护相关的决策就显得合情合理了。在克利夫兰诊所，CEO 兼总裁是医生，董事会由医生组成，研究所所长是医生，还有一些其他的领导岗位也是由医生担当，与组织相关的决策都是由他们来决定的（尽管建议和意见也来自各个级别的护士、科学家和业外管理人员）。据调查，克利夫兰诊所的员工非常敬业，其原因之一极可能是因为赋予了医生足够的权力：他们的权力与他们的责任相匹配。这保证了每一条政策和程序的实施都服务于"向患者提供最好的治疗"这一目标。

有关医疗集团模式的争论

如果医疗集团模式如此有效，为什么没有更多的机构效仿呢？医生们抵制医疗集团模式的原因与绿山男孩抵制英国是如同一辙的：他们喜欢独立自由。医学行业吸引那些聪明、能干、自我驱动的人。他们可以管理自己的私人诊所，享受事业的成就感。

在传统观念中，大家并没有指望医院来引导医疗健康产业发展。相反，医院只是医生的工作间，在医院，医生可以不受官僚影响而对患者进行医疗决策。一位历史学家指出，公认的第一个现代医院出现在 19 世纪末至 20 世纪初，"医生的层级结构和组织，与管理的层级结构和组织是分离的"。[6] 现在仍然有很多医院还是这样。

患者的偏好也有很大影响。人们非常珍视乡村医生携带着黑色手提袋一次次出诊的记忆，正如诺曼·洛克威尔的所作的画中，和蔼的医生用怀表来为患者把脉计时。

鉴于这些根深蒂固的观念，在早期，医疗集团在医疗机构中并不受欢迎。[7] 当一些医生试图在加利福尼亚州的帕洛阿尔托推动医疗集团模式时，当地医学协会禁止了他们的行动 [8]。美国医学协会以既定的医学重要原则为理由，来对抗医疗集团的发展壮大。所谓的医学重要的原则是：独立行医，工资高低取决于所收的费用，个体医生掌控医疗服务的内容，并且坚信"医疗机构不过是医生行医的延伸物"。[9]1920 年在俄亥俄州东北部，当地的医疗权威人士被医疗集团模式震惊，他们威胁克利夫兰诊所的创始人，说他将丧失当地医院的资质认可。克利夫兰诊所并未理睬，它组建了自己的医院，并在当地成长为拥有 1 300 个床位及综合设施的机构。

在这之后，医疗集团模式的支持方和反对方进行了充分的辩论，这种争论持续至今。许多人认为，医疗集团模式破坏了医患关系，使得医生更受惠于组织而不是患者。一些人固执地认为给医生发薪水会导致医护工作的疏忽。法律、法规在医学领域也更倾向于私人执业模式。一些州的立法机构还通过了禁止医疗机构企业化发展的条例。在早期，克利夫兰诊所不得不采取复杂的方式在法律中回旋，只能先统一收集费用，然后再支付医生薪酬。[10]

尽管如此，医疗集团的先驱们也取得了一些胜利。1932年，委员会的医疗改革者宣称"目前医疗的全部或部分困难，都可以通过集团化的组织克服"。[11]

在最近的全国医疗改革辩论中，保护患者和医疗费用合理化的倡议被采纳，成为2010年的一项法律，这使医疗集团模式再次成为焦点。现在，医疗集团模式已经得到最高政府的支持。以2008年为例，美国总统奥巴马向全国的电视观众推介克利夫兰诊所、梅奥诊所等类似机构，评价它们是"国家医疗服务机构中，质量最优且最经济的"。[12]4年后，也就是2012年10月3日，奥巴马总统和州长罗姆尼在他们的第一次总统竞选辩论中，再一次对克利夫兰诊所表示了极大的赞许。

然而，医生群体仍旧很难接受这种新的模式，摆脱"独行侠"的工作方式并不容易。一些医生仍然认为在集体协作的环境中，他们的个人荣誉将被抹杀。其他人则坚持认为，使医生同意一起协作工作简直就是天方夜谭。从帕洛尔托医疗基金会退休的儿科医生哈利·哈策尔曾说："三种人不会在同一个组织内长久相处：想建立一个'帝国'、作风强硬的企业家，喜欢搞小团体主义的人，不喜欢讨论问题、协商妥协的人。"[13]

虽然支持方和反对方都各有说辞，但克利夫兰诊所、梅奥诊所、帕洛阿尔托医学基金会和其他医疗集团的成功，印证了这种模式在实现卓越和高效的医疗护理上的价值。

卓越医疗的衡量方式

像多米尼克·坎特维尔案例的成功是意料之内的，它并不是例外。对大型的医疗集团而言，证明其好坏的标准之一就是医疗成果、医疗质量和信誉等方面的排名。医疗保险与医疗补助服务中心在其网站（cms.gov）上会发布医院的一系列质量和安全指标。

另一个被广泛认可并经常用来衡量综合医院及其专业素质的方法就是《美国新闻与世界报道》每年出炉的"最佳医院"排名。《美国新闻与世界报道》有多种衡量维度，从名誉到死亡率再到医护人员数量的比例，最后才得出排名结果。虽然医疗集团不能代表这种模式下的所有机构，但美国梅奥诊所和克利夫兰诊所基本稳坐排名的前四位。山间医疗保健公司旗下的山间医学中心是犹他州的顶级医院，LDS 医院是排名第三的医院。2013～2014 年，克利夫兰诊所获得心脏医疗领域排名第一的成绩，这是克利夫兰诊所的心脏医疗第 19 年进入排行榜。同年，克利夫兰诊所在泌尿外科，肾内科，糖尿病和内分泌疾病，消化系统疾病，风湿病领域位列第二。而梅奥诊所在这五个专业上均排名第一。从这些结果很自然地得出结论，大型医疗集团选择了正确的方式。

排名是一方面，但哪里有更具体的数据可以支撑这个结论呢？事实上，准确、直接的数据相对难以获得。独立行医的缺点之一是，他们不可能像大集团那样衡量、记录或者分享自己的成果。

一些研究已经解决了这个问题。一项比较发现，患者在多专业组接受的常规护理，比在非多专业组接受的护理质量要高15%。[14] 另一个研究是关于护理管理流程的，这是用于治疗特定病症或疾病的组织化流程，医生围绕个性化护理制定核心医疗方案。这些完善的护理管理流程使结果更为理想。这项研究发现，医疗集团对哮喘、充血性心脏衰竭、抑郁症和糖尿病的治疗更加适用。[15]

一些医疗团队表现出色的原因是什么呢？答案主要是围绕它们如何加强协作、设定标杆、不断创新、提升患者体验、增加便利性以及个性化的医疗服务展开的。更基本的原因是：医疗集团拥有更简洁明确的衡量标准和不断改进的护理服务。

改进医疗护理

既然有这么多不同的专家来共同完成工作，那么怎样才能使庞大而复杂的医院的绩效得到提升？怎样才能让医生、护士、技术人员和其他协助人员的表现得到改善？例如，如何护理肺移植手术患者，才能使得他们更迅速地恢复并且减少其留在加护病房的天数？以何种方式将医院的外科手术器械进行统一消毒，从而使患者面临更少的感染风险？如何使专家团队（每一位专家接受的是不同的培训，并且都有自己不同的看法）提高对分娩期女性（例如，剖宫产）的护理质量，使她们承担的风险最小？

质量改进经常运用于商业和制造业中。领导者推动管理者和一线员工在新的方法下共同为克服惯性而努力，这种所谓的惯性则是过去"我们一直在做的方式"。不幸的是，这种司空见惯的模式有着特别强大的延迟作用力。当医生个人、医生团队和医院的权力中心没有交集时（当他们在各自的领域有足够的权威性和影响力时），要他们一致认同这些改变并配合关键人物实施相关改变是极其困难的。在这种模式中，各部门的领导总是担心自己的预算会被削减，或担心他们的权力会被削弱。医疗研究所的报告说得很好："现有的体制都在小心地保护医生的专业特权和独立角色，这种体制极少体现出团队合作精神。在这种体制下，各科室和组织单元往往以牺牲整体系统的性能效率为代价来捍卫自己的权力。"[16]

在一个由医生运营的大型医疗集团中，每个人都在为同一个机构工作，大家拥有共同的目标，工作推进时的摩擦可以降到最小，因此，质量改进工作更容易展开。此外，在医生运营的医疗集团中，护理人员作为个体需要对绩效的实现承担责任，在年度绩效考核中，会评估其是否实现了绩效目标，特别是他们是否给患者提供了很好的护理。下面是一个关于克利夫兰诊所通过持续改进医疗服务质量来帮助患者康复的例子。

一名六七岁的小女孩在深夜被送到了克利夫兰诊所的急诊室，她患有急性肺炎，这引发了肺部炎症，这对婴幼儿或老年人来说都是非常危险的，小孩子若患有急性肺炎可能会导致突然无法正常呼吸。当务之急是在护理人员的监督下把孩子安置在配有机械通气装备的重症监护室里。

在这种情况下，急诊科必须先稳定女孩的病情，再把她送到克利夫兰诊所的儿童医院。在克利夫兰诊所的儿童医院，我们有一个先进的儿童重症监护室（PICU）。儿童重症监护室里每天24小时都有两个呼吸治疗师和一个儿童重症专科医生（专门治疗儿童的重症监护医生）值班。这些护理人员能够迅速干预和阻止女孩潜在致命因素的恶化。

我们的儿童重症监护室一周7天、每天24小时都有儿童重症专科医生值班，是史无前例的。这个转变发生在 1996 年，克利夫兰诊所成为美国第一个有儿童重症监护室的机构。自从实施了一周 7 天、每天 24 小时护理后，克利夫兰诊所儿童重症监护室的存活率上升至 98%，比全美国平均水平高出整整 2%。这意味着，有 2% 的孩子不能在其他医院的儿童重症监护室得到救治，但可以在我们的监护室中得到救治。[17]

多团队协作的结构使我们能够测试人员配置计划的有效性，一旦该有效性被证实，我们在所有的儿童重症监护室实现多团队协作就不是难题了。

在克利夫兰诊所，持续改进服务质量是一项准则。现在，我们的医生倡导降低再住院率、压力性溃疡率、院内感染率以及将"不应该发生的事件"概率降至零。我们已经建立了最佳实践来避免中枢系统血液感染，同时，我们建立了一支覆盖全院的团队来教导、培训护理人员如何正确地插入、维护和拆除导管。通过实施这些措施，我们减少了 40% 的导管感染和 50% 的泌尿道感染。[18]

2010 年，我们将所有参与肺移植的护理人员集中在一起对肺部移植项目进行逐步分析，看看我们是否可以通过改进团队合作取得更好的效果。于是，我们将过程步骤流水线化，删除了多余的工作事项。一年之后，我们的患者不仅可以更快地回家，而且也会活得更长久。患者住院的时间减少了 7%，即 1.5 天，我们将医院 30 天的存活率从 2009 年的 94% 提高到了 97%。[19]

想象一下，我们将这种改进方式进行跨专业复制，也将带来类似的效果——从如何照顾癫痫症患者到如何接生婴儿，再到如何治疗那些接受前列腺手术的患者。持续改进服务质量的文化初步形成，医院变成了一个与众不同的地方。

克利夫兰诊所不是唯一一个推动提高服务质量的大型医疗集团。美国各地都在进行这样的变革。在宾夕法尼亚的盖辛格健康中心，心脏外科医生合作开发出用于冠状动脉搭桥手术的最佳方法。他们制定了相关协议、方法、工具和注意事项，并确保工作人员正确实施。于是，冠状动脉搭桥病人的手术死亡率下降了67%，术后患者的平均住院天数下降超过一天。[20]

凯撒医疗机构的骨科医生创建了一个程序来识别和治疗患骨质疏松症及髋部骨折的高危人群。他们实施了许多改革措施，如加大检验力度、增加预防性药物的使用以及制定管理骨质疏松症的标准指南。在过去的五年里，髋部骨折的高危患者数量下降了50%。[21]

在美国山间医疗保健公司，医生意识到早期的引产（39周以前）会导致较高的并发症发生率。他们实施了许多改良措施，山间医疗保健公司召集了一个专家团队来制定引产标准条例，并在全院发布这个条例。医院对符合标准的病人进行引产，而对于那些不符合标准仍然需要引产的病人，只有从顶级专家那里获得特批才可以进行引产。由此，选择引产方式出生的婴儿数量下降，也使得被送往新生儿重症监护室的婴儿数目下降。虽然全国有34%的剖腹产分娩率，但美国山间的剖腹产分娩率只有21%。减少了引产数量和并发症，实现了更好的医疗品质，这是因为医生能够共同努力，从最基本的方面来改善他们的工作。[22]

这些例子表明，更好的医疗护理不是来自全新的设备或是创新性药物的应用，它来自护理人员更加关注他们所做的工作，使用他们已知的最佳方法去治疗患者，并且设计有效的工作系统，使医护人员改进他们的行为方式。

改进医疗护理本质上是组织层面的问题。然而，一个全国性的调查发现，只有 1/3 的医生反馈他们帮助医院重新设计护理系统，用以提高医疗系统的性能。[23] 如果各地的医生都能很好地合作（就像医疗集团里的互相协作）来改善病人护理、患者满意度和护理效果，那么就会形成把关注焦点放在患者身上的良好风气 。

患者至上的理念

患者本能地知道，最好的医生是那些把他们当成人，而不是医疗指标的医生。这些医生仔细考虑每一个患者的处境，然后选择最适合患者的治疗和介入措施。他们把患者放在第一位，患者优先于金钱、保险或医疗过程相关的其他问题。

美国的每一个机构都有着才华横溢、善解人意、体贴入微、技能熟练的医生。有一些医生是个体医生，有一些在小型专科医疗机构中工作，有一些则在由医生运营的大型医疗集团里工作。在大型医疗集团中，医生们能更好地倾听和治疗患者，而无须像其他机构的医生那样还得考虑那些繁杂的琐事。

克利夫兰诊所的心脏病专家和血管医学专家之一，希瑟·戈尔尼克医生就是一个例子。她是美国为数不多的专门治疗肌纤维发育不良（FMD，该疾病的典型症状是冠状动脉血管变窄）的专家。虽然她了解很多关于肌纤维发育不良的情况，但她真正掌握了的是如何正确地听音。

几年前，当戈尔尼克医生住在波士顿的时候，她通过非常仔细地听音挽救了一个患者的生命。她用听诊器来检查一个有严重胸痛的男人，发现他的主动脉瓣膜有独特的漏洞杂音。在这种情况下，心脏瓣膜不能正常关闭，血液会通过漏洞重新流回瓣膜。有漏洞的主动脉瓣膜会导致患者主动脉（主动脉夹层）撕裂，而主动脉是身体的主要血管。病患的主治医生在不了解情况的前提下，通常会给患者注射心脏病发作时用的血液稀释剂。这样做很可能会加剧这一问题，导致病人内部流血死亡。所幸的是，戈尔尼克医生正确地诊断了患者的病情，并对他进行了手术。

那些天，戈尔尼克医生在病人的床边、在她的办公室中花费了数小时，通过听音探寻患者肌纤维发育不良的蛛丝马迹，她将听到的声音描述为一种特殊的"嗖嗖"声。尽管在医学上有太多的先进技术和设备可以使用，但是有时候，一个听诊器再加一名知道如何使用听诊器、有经验、有爱心的医生胜于一切技术设备。戈尔尼克医生花很多时间与她的病人在一起，不仅仅是记录他们心脏的声音，还有他们生活的细节。她在接受报纸采访时说："只要你去听，你就会有发现。"[24]

患者至上的理念对于在大型医疗集团工作的医生来说更容易执行，因为他们不需要为机构运营方面的工作分心。他们不需要自己提交保险索赔，不需要向患者收费，不需要操心招聘的事，也不需要考虑购买物资和设备，这些都由医疗集团来负责。他们也不必担心医疗事故诉讼的潜在破坏性影响，因为大的医疗机构会处理医疗事故保险，并且有专业律师。因此，他们可以放心地为患者提供治疗，而在其他地方工作的医生可能会因为潜在的风险而犹豫不决。

我是在传统医院接受的培训，那里的医生会根据他们所提供的服务量获取相应的收入。当我来到克利夫兰诊所时，我发现这种情况得到了很大的改善，因为我无须通过开具更多的检验单或者接待更多的手术患者而保证自己的收入，我也不会担心某个医疗决策是否会对我的收入产生影响，因为从一开始我就知道我的年收入是多少。我可以放松自己，并完全专注于患者和他们的需求。与此同时，我要求自己必须出类拔萃，因为我知道，像所有克利夫兰诊所的工作人员一样，我只签了一年的合同，在年底的时候，机构将综合评估我的表现。为此，我必须要诊断一定数量的患者，并进行一定数量的手术，但仅仅这些并不能决定我能否留下、获得加薪，或者被辞退，我需要对我所提供的服务质量负责。即使作为 CEO，我也只有一年的合同期，我仍要为我的工作质量负责。

掌管克利夫兰诊所的急诊服务机构的布拉德福德·伯顿医生也赞同在一个大的医疗集团里工作具有很多优点："我曾在一个更传统的医疗环境中工作过。我不想贬低任何私人诊所的工作环境，但我认为能标准化处理计费服务这类事项的大医疗集团，让你有充足的时间和足够的能力来专注于成为一个更好的专家。我知道我不仅仅在技术上能成为一名好医生，而且也应该在所有其他的方面，比如如何与患者互动、在护理过程中怎样评估和做决策，以及我怎样跟上趋势和在新的治疗方案等方面有突出表现。"

尽管任何一个机构都有优秀的医生，但大医疗集团的工作条件允许像克利夫兰诊所这样的机构更有效地争取到最优秀的人才。我们的医生经常拒绝为其他大幅加薪的顶级医院工作。虽然在克利夫兰诊所的工资比其他顶级医院低，但我们可以专注于患者身上，这使得我们的医学实践更有价值。克利夫兰诊所的医生比其他地方的医生有更多的时间来跟进他们专业领域的最新进展、有更多的时间从事研究工作、有更多的时间照顾那些需要更多关注的患者，因为他们不用背负整个集团运营的经济负担和行政负担。每年只有 4% 的医生离开克利夫兰诊所去别的地方工作，这显著低于 2012 年美国医疗机构平均员工流失率（6.8%）。[25]

人们能负担得起高质量的医疗服务吗

在过去 40 年中，有 32 年的全国医疗支出的增长高于美国政府其他部分的支出，医疗有望成为国家预算中最大的一部分，1/4 的国家预算都花在了医疗补助上。[26] 但是，大部分的医疗预算却因为系统的运作不佳而被浪费，这就如同在冬季为了让老房子更暖和却把窗户都打开了。然而，正如房主通过安装双层玻璃、将火炉更换成一个具有高节能性的新型火炉来降低供暖费用，全国医疗保健系统同样可以降低成本。除此之外，医疗系统还应该集中服务和管理，提高患者的治疗效果，减少再入院。

医疗集团控制成本的潜力深植于其组织架构之中。收取固定薪酬的医生不会因财务诱惑而安排可能不必要的检查和手术。但这只是一个开始，正如大型医疗集团的医生可以让医疗变得更高效、更经济，它们也可以更有效地推动医疗质量的改革。

提高患者满意度和治疗效果的质量改进措施

如同将更多的医生聚集在重症监护病房一样，一些提升医疗质量的改革的确要花费更多的资金，但是也有许多其他改革在提高质量的同时还降低了成本。克利夫兰诊所改进了治疗肺移植患者的过程，这使得在接受完手术 30 天后的患者存活率增加了 3%，并降低了 6% 的相关成本。当盖辛格用改善后的冠状动脉搭桥手术方法进行治疗时，每个病人的治疗成本降低了近 5%。[27] 山间医疗保健公司通过减少引产分娩的人数，从而降低剖腹产的概率，由此节省了 5 000 万美元。山间医疗保健公司估计，如果所有的医院推动这一举措，每年可节约 35 亿美元 [28]，而这只是诸多有待改进的医疗过程中的一项。

良好的患者护理意味着医疗机构的财务状况健康。如果一个医疗机构没有充足的资金来维持自身的运作，它就不能长期帮助患者。问题的关键不是简单地在肆意削减成本和提供只要花钱就可以买到的奢华护理服务之间进行选择，而是在于平衡好成本和质量以实现价值最大化。克利夫兰诊所和其他领先的大型医疗集团用一个分数来评估所提供的护理质量，分子是服务质量，分母是成本。使大医疗集团像企业一样运行，为客户提供服务，同时也充分地为其营运提供资金。

作为从同一组织领取薪水的成员，医生在大型医疗集团里可以引入各种有助于质量改进的文化，在工作的过程中减少浪费。这种质量改进的文化就如同那些全球领先企业的优秀文化一样，会给企业带来良性结果。在威斯康星州东北部有一个名为 ThedaCare 的团队，他们实施了一系列措施来协助前线工作人员解决日常问题，同时改善了运作体系。他们迅速地提高了服务质量，患者更加满意，工作人员也更加积极地工作，即使当公司为了获得财务增长而削减开支时也会积极工作。西雅图的维吉尼亚梅森医疗中心采用了和丰田体系相同的关键要素，丰田曾利用这个体系来提高汽车的性能。引入质量改进文化使得患者有更多的时间与医生在一起，他们的护理过程出现的失误越来越少，这样不仅降低了成本，而且机构的业务仍然是盈利的。[29]

护理路径有助于确保治疗的统一和成本的降低

在过去的几年里，克利夫兰诊所和其他的领先医疗机构已经开始系统地审视它们所提供的护理服务，并制定患者治疗的标准护理路径。这个过程涉及研究、解析，并记录从患者进入医院那一刻直到他离开医院的整个治疗过程的每一个阶段。机构将质量和成本都放在考虑范围中，建立了清晰明了的流程来协调医生、护士和其他护理人员提供更好的服务。机构专门制定了指南，指导医护人员何时安排检测、何时考虑手术，以及其他临床决策。

由于护理路径的目标之一是降低成本，因此指派业务经理去监督护理路径的发展所带来的正面效应似乎是一个不错的想法。但克利夫兰诊所却组建了一个由医生和其他护理人员组成的跨学科小组团队进行监督。这些人都是有薪水的，他们属于同一个组织。如果在另一家机构，这可能会演变成地盘和资源的争夺，但在克利夫兰诊所则自然而然发展为协商和让步。这种影响患者护理质量的临床策略可以推广到克利夫兰诊所体系中的各个医院，不必担心会引来既得利益者的反对。这样，患者可以在我们的任何一家医院接受到同等质量的护理。

下面举个例子：克利夫兰诊所为髋关节和膝关节置换手术开发了一种新的护理路径。这些都是极为常见的流程，通常用于减轻关节炎的症状。按照传统的方法，如果患者患有严重的关节炎，医生会把他转到整形外科医生那里。外科医生可能会安排患者进行手术，并且不会告诉患者太多关于手术预期效果或者何时能出院这类信息。在护理病人的时候，每一个外科医生和保健医生可能有一个稍微不同的流程。对于患者而言，这个流程可能会显得杂乱无章，医护人员也有可能漏掉护理的重要部分。麻醉医生可能不知道患者情况的细微差别，或者医生预留给患者的术后恢复时间不够。手术可能会顺利，但患者可能回家后不满意她的就医体验。护理路径是为了尽量减少这些差异，并确保提供给每个患者最优质的服务。

在重新设计的关节置换护理路径中，克利夫兰诊所团队的研讨从与保健医生沟通开始，因为他们管理非外科手术的关节炎。研究讨论集中在制定患者进行手术的最佳时间表，确保对患者最有利和对组织最具成本效益的手术时间和手术地点。该团队还要考虑如何帮助克利夫兰诊所的保健医生更好地为患者的手术做准备，并与其他专家（如内分泌专家，如果患者是糖尿病患者）协调，并确保患者在手术前了解到针对自身的护理服务（如内分泌专家提到的特殊需求和术前焦虑）。术后，护理路径还涉及康复专家协助患者康复的过程。所有这些步骤帮助减少了感染和其他并发症的风险，即改善患者的治疗效果，同时，还降低了成本。这个护理路径的效用显而易见：它让克利夫兰诊所能以较低的价格提供更好的髋关节和膝关节手术。[30]

负责监督克利夫兰诊所护理路径制定的马克·弗米森医生相信，医疗集团模式对有效的护理路径的发展而言是不可或缺的："试想一下，重新设计整个护理路径会影响许多不同科室的医生。在另一个体系中，利益的相互竞争可能会妨碍这项工作。然而，因为我们都在同一个系统工作，并共享激励机制，因为我们没有在'筒仓'里工作，我们的思想不受拘束，我们会反复考量我们提供给病患的医疗服务，并且迅速进行临床实践。我们可以更有效地协调每个人并以较低的价格提供医疗保险。我们也衡量患者接受护理后的效果，确保我们设计的护理路径是以我们期望的方式起作用。"

护理路径以及其他类似的关注焦点能帮助组织获得发展，这也是未来医学的兴奋点之一。正如弗米森医生指出："医疗的最大的特点就是我们一直在给患者提供进入医院的单程票，却没有精心策划接下来的步骤以及他们什么时候可以回家，现在我们仍在这样做。当然，如果你能提前做一些规划，那么你可以做得更有效，并且还能省钱。你可以做得更巧妙些，这在某种程度上会帮助你的患者获得最好的体验。"

捆绑式医疗服务为大型企业提供价值

由于克利夫兰诊所能设计出如此有效的护理路径，并且能无缝链接大量的相关专业人才，所以它能为髋关节或膝关节置换手术计算出一个"打包价"，也就是总价，并给医疗保险机构提供折扣。克利夫兰诊所在旗下的一家医院实现了这一点，开发出一种使患者能快速出院和恢复的护理路径，让每个关节置换手术的患者平均节约3%的医疗保险支出。

除了发展护理路径，医疗集团的庞大规模也使它们能够有效地提供高品质的服务。因此，它们可以和大公司协商，以折扣价购买雇员可能需要的常见医疗项目。这种方式通常被称为"捆绑支付"项目。例如，克利夫兰诊所与零售连锁企业劳氏签订了一份为其员工提供心脏外科手术服务的合同。因为克利夫兰诊所知道自己会处理一定量的劳氏业务，这样便可以更有效地组织员工，并且给劳氏一个合理的折扣价。虽然劳氏公司全国各地的员工都要飞往克利夫兰做心脏手术，但由于事先清楚这些医疗项目的确切花费，劳氏公司的此项开支实际上比其他操作方式更低。况且，该公司也知道，克利夫兰诊所的心脏外科手术的效果是全国最好的，所以虽然公司很节省，也不会吝啬于支付高质量的医疗护理。有时，克利夫兰诊所的医生会诊断出一些劳氏送来的患者并不真正需要手术治疗，只需用药物或者某些微创方法进行治疗即可。毕竟，所有克利夫兰诊所的医生都是工薪族，他们没有财务激励制度去安排不必要的手术。我们的目标就是为了给每个患者最好的照顾——这样的目标方向为像劳氏那样的大企业节省了大量的成本。

沃尔玛以节省开支并让利给消费者而著名，沃尔玛也是"捆绑支付"的先驱。在沃尔玛的项目规划中，其员工可以在克利夫兰诊所、梅奥诊所、盖辛格医疗中心、斯普林菲尔德梅西医院、白史葛纪念医院或弗吉尼亚梅森医疗中心等这些医疗机构接受必要的心脏、脊椎和移植手术，而无须现金支付。根据沃尔玛的要求，选择这些医院是因为它们满足"心脏、脊椎和移植手术最高质量标准"的条件，而这些医疗机构在全球分布广泛。该项目始于 1996 年与梅奥诊所进行的移植手术合作，梅奥诊所的医生没有对沃尔玛员工马上进行昂贵的移植手术，而是首先探讨其他较低成本的选择，这让沃尔玛高管感到十分欣慰。[31]

大型医疗集团具有更强的购买力

医院每年要使用数千亿美元价值的物资，医疗用品是非常昂贵的：仅仅一个缝合术就会花费 500 美元甚至更多。

在传统医院，任何不同医疗专业的小团队代表可能需要为自己订购的物资支付更高的价格，因为他们的采购量小。大型医疗集团的规模提升了它的购买力，谈判中拥有更大的影响力，批量采购带来更低廉的价格。

克利夫兰诊所不仅通过与供应商谈判要求更合适的交易价格，而且还对自身业务进行系统评估，找出浪费资金的地方。大团队的医生和其他专家分析具体的手术结果和手术过程中使用的耗材，寻找能帮助机构以更低的成本实现相同或者更好结果的新途径。例如，团队对前列腺切除术所需要使用的全部用品进行清查时，他们会从实验室、护士站到手术供应室等都彻底检查一遍。从缝合的成本到实验室的进程，通过密切关注每一个复杂的医疗流程，他们会发现那些被认为是理所当然的成本花费其实非常不经济，并且对患者的医疗效果没有任何价值贡献。第一年，克利夫兰诊所通过削减这些不必要的开支节约了15%的成本，两年以后节省了25%的成本——关键是这不会影响患者的治疗效果。

由于最好的医生和医院都非常关注患者的需求，他们通常不会去权衡所使用的物资和仪器的成本及其所带来的收益。机构会询问他们日常所使用的工具的优点和缺点，这会带来一些重大发现。例如，克利夫兰诊所的外科医生通常使用两种缝合器来为肝移植手术重新连接血管和止血。一种缝合器成本花费4 000美元，另一种花费1 400美元。当问他们更喜欢哪种缝合器的时候，外科医生并没有特别偏爱哪一个。当他们不得不想一想的时候，他们会问自己："为什么我们要用缝合器？我们可以用5美元的缝合线，一样可以轻松安全地止血。我们为什么不干脆停止使用缝合器？"这是一个简单的削减成本的办法。

这种分析需要医疗集团管理者考虑以下几个问题：

- 我们与其他领先的机构是以相同的方式进行工作吗？如果不同，为什么会不同？
- 如果我们的成本较高，是我们提供给患者的价值导致成本增加吗？如果不是，那么我们需要改变我们现在的做事方式。
- 我们应该为患者做些什么，即使它会导致短期内的成本增加？

克利夫兰诊所的案例研究

在克利夫兰诊所，我们鼓励集团不同区域的诊所分析如何节省成本。2009 年，克利夫兰诊所设定了一个减少各种物资费用额度的组织目标。它的灵感来自苹果公司，该公司严格控制耗材成本。为了帮助内部削减成本，我们成立了相应的委员会，并开始着手提高护理人员的成本意识，我们把价格标签贴在仪器和用品上，使护理人员可以看见它们的成本。我们的目的是使护理人员仔细斟酌物资的使用。这些措施帮助集团实现了两年内削减耗材支出 1 亿美元的目标。

为了促进持续的成本意识和成本节约，我们制定了可量化和易衡量的质量及成本计分卡，我们设定的目标是："削减心脏瓣膜移植手术 20% 的成本，同时提高 10% 的质量。"我们每三个月检查一次计分卡的进展状况。假如我们看到事情没有向正确的方向发展，我们会提出新的问题并采取新的方式来鼓励和奖励节约成本的措施。

在常规环境中采用这种方法会很困难，因为在不同医疗机构工作的医生的基本原则也不同。在医疗集团里，这是很容易实现的。罗伯特·怀利医生，首席医疗业务官，解释说："当每个人进度相同，并有着同样的战略目标和愿景时，这样更容易达成共识。"只有当每个人的工资由同一处发放时，这些举措才会有效果。

对医疗保健消费者的启示

大型医疗集团是真正的医疗改革的代表，但不幸的是，这经常迷失在政治的讨论热浪里。有很多理由证明医疗集团能把工作做得更好，这就是为什么他们开始在全国范围内加速发展。

　　这对医疗保健消费者意味着在他们居住的地区拥有一个或多个大型医疗集团，他们应进行充分对比，同时也应和那些独立的非集团化医疗单位进行对比，评估他们所提供的护理服务质量和费用的可承受性。[32]至于那些居住地没有大型医疗集团的人，则可以直接询问当地的医生，他们打算怎么改善护理质量。人们也可以询问医生所在的机构是否定期检查该机构如何对患者进行治疗以获得最佳效果。如果患者不明白为什么医生要安排某项检测，那他就应该问医生这项检测是否真的有必要。多数情况下这些检测是有必要的，但也不排除其他可能的答案。

　　大型医疗集团已经在革新美国的医疗产业，虽然这乍看起来不大可能，但这个进步直接影响着所有医疗保健消费者。当越来越多的医生更有效地组织起来的时候，当他们像大型创新企业那样一起运营医院的时候，每个人都会是赢家。

合作医疗带来更大的医疗成效

　　斯蒂芬妮·齐默尔曼在 8 岁的时候被确诊患上了尤文氏肉瘤，这是一种罕见的儿童骨癌，急需进行积极的治疗。正是这段经历使她立志成为一名肿瘤科护士，但同时这项治疗也严重破坏了她的心脏。

　　在 30 岁的时候，斯蒂芬妮发现，儿童时期拯救了她的化疗和放疗对她的心脏造成了巨大的损害，而当时没有意识到会出现这样的遗留问题。虽然她和丈夫约翰意识到受损的心脏会加大生孩子的风险，但他们还是孕育了小儿子亚伯。多年以后，斯蒂芬妮觉察到自己身体的一些细微变化——她经常感觉乏力。医生发现她的心脏跳动不够有力，导致只有很少的有氧血液被输送到各个器官组织。斯蒂芬妮 38 岁的时候，她的心脏问题开始突显。她从家乡亚特兰大到了克利夫兰诊所，进行两个心脏阀门的修补手术。手术非常成功，她的症状得以缓解。然而，几个月之后，她的症状又重现了。她心脏的受损程度比心脏阀门要更严重。"这表明，当我还是孩子的时候，那些化疗和放疗严重地伤害了我的心肌，"斯蒂芬妮说，"如果再进行阀门修复，受损的左心室恐怕不能承受额外的压力，会演变成为心脏衰竭。"

三个月以后，她的心脏功能变得更糟，她很清楚地知道，如果没有一个新的心脏，她将死去。由于她的病情很复杂，并且她最近刚做了一场手术，当地的一家医院拒绝为她进行心脏移植。克利夫兰诊所接收了斯蒂芬妮，将她列入可移植的候选病人名单，两个月后，已经到了心脏衰竭晚期的她被送到医院。

兰德尔·斯塔林医生是克利夫兰诊所心脏衰竭与心脏移植医学领域的领军人物，在斯蒂芬妮抵达的时候他被调用了过来。他通知斯蒂芬妮的家人，说斯蒂芬妮也许只能再活几个小时了，并立即把她安排在移植手术的名单上。12个小时过后，他们找到了一颗和斯蒂芬妮高度匹配的心脏。心胸科的尼古拉斯·塞马德医生做了一场非常成功的移植手术，手术将近12个小时。"当我醒来，"斯蒂芬妮说，"我能听见心跳，并且感觉它是那么强有力。在移植手术之前，我几乎不能听到心脏的跳动，因为它实在太虚弱了。"

由于免疫系统的原因，医生让斯蒂芬妮维持42天的器官插管。四个大团队对她进行了超过一年的照料，包括心脏、肾脏、肺方面的重症监护室的医生，感染专家、护士、技术人员以及物理治疗师，总共配备了100多个人员。

"我的团队规模非常大，"斯蒂芬妮说，"我看着他们工作，就像看见了超自然现象的发生。我从没看过有谁像他们那样一起工作得这么好，进行无缝的交流接触。每个工作人员都知道其他专家和团队成员做了什么，并且知道那样做的目的是什么。团队里没有一个人是我行我素的。"斯蒂芬妮还特别感谢团队成员对她的儿子4岁的亚伯和丈夫进行了特殊安排，使她丈夫能够持续进行远程工作。

斯蒂芬妮在克利夫兰诊所停留了12个星期。2013年，她和她的家人过得非常顺利。斯蒂芬妮认为，治疗团队的日常支持和鼓励促进了她的痊愈，她说："我从没见过如此多的学科团队持续协作，并且保持如此之高的执行水平。我不知道他们是怎样做到的。"

合作的力量

协调商业流程就像支付工资、物资采购、记账、组织改进一样，是一个大型集团的关键优势，这样可以使更多的医生集中精力为患者提供更好的医疗服务。改善病人的病情不仅源于行政效率，还来自团队临床治疗的方法，就像斯蒂芬妮·齐默尔曼那样。如今美国的健康医疗体系实现了多种学科协作，很多医疗机构都认同合作的优势。然而，合作的推进需要来自克利夫兰诊所这样的大型医疗集团的特殊力量。正如克利夫兰诊所这样，在这些医疗集团中，协作简化了医疗程序，拯救了更多的生命。

我们很容易理解为什么一个好的团队能够提高医疗水平。如今的医疗知识数量惊人——大约每天有1 500篇医学文章出现在4 000个期刊上。[1]个别医生只能够进行一小部分患者的医疗工作。当人们得了病，他们通常会去访问很多专家，从而设计最合适的治疗方案。一项研究发现，2000～2002年，典型的慢性疾病医疗保险受益人（例如糖尿病或者心脏病患者）在一年中要看16次医生，而药剂师、影像师和其他专业领域的医生就更忙碌了。[2]

随着疾病越来越复杂并且通常会综合很多其他方面的问题，协作变得越来越重要。治疗一个癫痫发作的病人，神经学家通常会为他进行药物治疗。如果癫痫持续发作的话，医生将进行扫描诊断，将有专业的医生为患者的大脑进行成像工作，会诊并找到脑内产生癫痫的位置。一位神经心理学家做过精准的评估，他认为神经疾病就是控制了一个人的某项功能，相比其他方法，做手术可以提高那个地方的功能（例如记忆力）。如果确定需要手术，将由一个高度专业化的神经外科医生来操作手术。

总而言之，为了提供更优质的医疗服务，癫痫这种影响了 1% ~ 2% 的人的疾病可能需要 6 个或者更多不同专业的医生合作（除了护士和技术人员）。如果这些专家一起工作，形成一个紧密的团队，患者接受的治疗就反映了多个专家而非仅仅一个专家的观点。专家之间的切换将变得灵活，减少病人的不方便，减少诊断错误。在这个过程中，医生们可以相互学习。这样，让每一位医生都能更深层地理解患者，并做出更好的建议。使重复做检测和扫描等浪费行为减至最小。这是一系列集团医疗好处中的首要一点。

研究表明，面对患者错综复杂的病情，很多医生不仅要专注于自己擅长的专业，还要学会判别哪些医生及其专业有利于病患的诊治，因为良好的合作也非常重要。[3] 令人欣喜的是，这种合作的趋势开始出现了。医生们重新组织自己，在处理特殊问题和患者疾病的时候加强合作，这种合作有助于医疗上的突破创新。

团队合作孵化器

在 20 世纪早期，医生们第一次集聚在一起工作，形成一个医疗集团，例如梅奥诊所和克利夫兰诊所，它们将医生们整合在一起的目的不是进行组织上的整合，而是临床诊断分工的整合。医学行业内已经有很多专业领域的专家了，随着19世纪现代医学和手术专业的快速发展，克利夫兰诊所和医学协会共同将医学医生和手术专家区分开来。大约在100年以前，集团的创立者们因为现代医疗的复杂性，和随之而来的跨专业合作的需求而创建了这种行医方式。克利夫兰诊所的创建者乔治·克莱尔医生观察到，就如同生产商不能独立完成汽车的制造，当代的医生也无法独立为一位病情复杂的患者进行诊治。[4]

克莱尔医生和他的同事们设想他们理想的医疗中心就像一个团队孵化器，这个中心为患者的疾病诊治带来多种视角，包括先进的实验室科学等。用克莱尔医生的话讲："我们创造了一个组织，最后做了一个治疗方案计划，临床专家们也许会在他们应用科学实验的优势领域上与各种医学和手术等分支学科进行合作。"[5]在克利夫兰诊所开业的时候，梅奥诊所的威廉·梅奥医生同样描述了这个新团队是如何实践的："内科医生、外科医生、主要的生理学专家、病理学专家和实验室专家形成了一个临床小组，除此之外，一定要有一个懂抽象科学的成员。"[6]

克莱尔医生和梅奥医生并没有剥夺医生的自主权。他们将医生们整合，组成一个大团队，形成相互支持的合作。克莱尔和梅奥理解这种工作模式，因为他们在第一次世界大战的时候目睹过这种方式，当时来自多个专业的医生一起合作，对伤员进行治疗和恢复工作。

"无私"这个经常被用来形容军队特质的词汇，能在信息共享、酬劳公平和业务合作的医疗集团的团队中看到。就像斯蒂芬妮·齐默尔曼的外科医生斯塔林所说的："在这里，没有人会强迫自己提供服务。一个手术，不论我是自己来做，还是委托给其他的同事，我得到的钱都是一样的。我会完全从病人的角度去看一份病历，而不需要担心我的时间安排。"

历经数年，克利夫兰诊所的医生团队已经为集团树立了丰富的企业文化。系统会选择协作机制，比如选择团队的领导。神经外科医师约瑟夫·哈恩巧妙地管理了120多个专科与附属专科的3 000多名医生与科学家。他从费城来到克利夫兰，原本只是为了获得一些培训就走。但是，协作精神感染了他，他选择留下。"我太喜欢这里的人们一起工作的方式了，我怎么会舍得离开？"他说，"这样的团队精神和互帮互助的方式实在太特别了。"

哈恩刚到克利夫兰诊所后的一天，一个在隔壁做手术的整形医师跑来哈恩的办公室向他寻求帮助。这个整形医师解释说，当他重塑一个病人的头颅时碰到了一个他解决不了的复杂的神经外科难题。这件事给哈恩留下很深的印象："我当时没有说'你都做了些什么？你怎么这么愚蠢？'之类的话，我只是去帮他解决了问题，然后继续我的事情。这就是在这里工作的方式，这种方式保持至今。"

出现突发事件时，克利夫兰诊所的医生们不会坐等解决问题的合作办法出现，他们的组织就是一个合作机制的组织。史蒂夫·乔布斯说："无论日夜，医院的走廊总是熙熙攘攘地聚集了很多医生，这也恰恰成为了医院革新思想的孵化基地。"在克利夫兰诊所，医院设施的设计理念能最大化地满足可能发生的护理高峰的需求。忙碌的大厅和走廊的景象就像是多个街头坐诊和即兴头脑风暴会议的组合。一条双向的长走廊连接了门诊部和住院部的各种设施。每天，医生们穿着白大褂，在走廊穿梭，在办公室、检查室、实验室和病房之间来来回回。相关酒店会议中心的医学大会和培训也会带人来这里参观，这增加了访客及外来医师的数量。

我们来举个例子，说明当各部门的医生一同进入到这样的机构会发生什么。结肠炎是一种鲜为人知却十分严重的疾病，想象一下克利夫兰诊所的消化疾病科对这种疾病会有怎样的反应。关键的问题是，由于之前患有溃疡性结肠炎或结肠癌等其他肠部问题，通常患者在此之前已经进行过肠部切除手术，手术会用一个专用的袋子来代替被切除的肠道组织。它可以替代以前那种挂在体外的袋子，用来收集垃圾。对于病人来说，结肠袋意味着生活质量的提高。但在手术 10 年之后，有些病人的结肠袋会发炎，通常称为结肠炎，或是结肠袋紊乱。这些紊乱很难被确诊和治疗，因为结肠袋手术是从 1980 年起才开始应用的，所以其引发的问题也相对较新。

2002 年开始，由于结肠袋手术的实施在世界范围内增加，结肠炎的发病率也快速增长，并且没有哪个科室有能力辨别它。同年，克利夫兰诊所的结肠直肠医师创建了世界上首个多个部门联合的结肠炎门诊部，并在后来成为国家级和世界级的结肠炎专诊中心。这个门诊部的员工是由克利夫兰诊所成人科、儿童科的肠胃病学家、结肠直肠医师、肠胃病理学家、肠胃放射研究员、基础科学家以及生物学家组成。这个门诊部通过对结肠炎及相关紊乱的内科和内窥镜管理，专门研究结肠袋的外科构造和结肠袋破损时的重新建构。

在第一年，结肠炎门诊部诊断了 60 位病人。如今，它每年诊治上千位病人，其中 65% 的病人来自俄亥俄州以外，甚至美国以外的地区，这也说明了在该疾病领域有巨大的需求未被满足。很难想象这样一个创新中心，是从一个非营利、跨学科的小诊所一步步发展而来的。更难以想象的是，它竟是从一个非正式的多项专科协作的组织文化中孕育而生的。

多专业协作推动医学进一步发展

传统医疗机构的日常出诊和非正式的出诊非常之多，临床效果没有被量化。然而，像这样的多专业互动对于大型的临床组织是非常重要的。面对一个生命虚弱、上年纪的病人，就算医生也无力回天。多专业协作的最大优势在于让医生拥有回天之术的信心，这种信心来自清楚地知道专业资深医生们将一起并肩作战，处理意外和并发症。

手术并发症发生的概率在高级医院或一般医院之间没有太大差别。[7]二者的差距主要是医生对并发症的处理能力。最好的医院拥有强大的团队，具备内科医师和其他专科部门的明星级人员。最好的医院不仅需要设有各类部门，还需要各部门因地制宜、各司其职，并且要有在一起共事的意愿。以强大团队做后盾的医生因为知道哪个地方有突破的可能，所以在治疗病人的时候会得心应手，就像本章的开头介绍过的斯蒂芬妮·齐默尔曼的案例一样。

在照顾最虚弱的病人时，团队合作可以帮助医生在行医时超越现有的治疗，开拓新的方法。以肾癌为例，细长的肿瘤会震动下腔静脉，将全身血液输向心脏的大血管，并堵塞血液流动。假如这是在 20 世纪 80 年代，一个泌尿科医生会准备进行移植手术，而作为胸腔科和心血管科医生的我，会选择停止病人的心脏，在肿瘤被取出前，改变血流的方向并引入心肺仪。但遗憾的是，手术的时间比心肺仪能维持病人生命的时间还要长，所以我们需要寻求其他方法以减少向下腔静脉流入的血液。为此，我们想到，可以通过超低温来降停血液的循环流动。一旦病人进入低温状态，我们就有了更多的时间移除肿瘤和肾脏，再在随后的手术中将低温的地方变暖。如今，低温过程已经是处理与下腔静脉有关的肾脏肿瘤的标准程序了。

　　其实，在各专科之间存在着天然的融合。比如胸科、血管科手术和泌尿科手术。但上述例子只不过是众多能证明多科协作可以顺利解决复杂医疗问题并延长重症疾病病人寿命的案例之一。真正的医学创新并不是发生在某一专科，而是发生在各学科的交汇处。增加各专科之间的协作，并转化成激励创新的文化机制，可以引领我们创造出更多救人性命的新疗法。

　　在这里，我们再举另一个证明医学协作力量的例子。我是胸科和心血管科医生团队中的一员，我发现，我们需要一个用于病人术后控制血压的设备。手术后的高血压，会破坏血管缝合，并导致中风，引发多种并发症等严重问题。标准的流程是让一个护士评估病人的需求量，同时管控钠硝普盐的注射剂量以降低血压。

　　所以，我们切实需要这样的一个设备。于是，我们联系了克利夫兰诊所勒纳研究机构的一名生物工程师，请他帮助我们设计这样一个监控病人血压并传输所需药剂的仪器。我们于 1989 年公布了这个发明。[8]这样的多学科临床实践活动解决了已经困扰我们三年之久的问题。协作机制为我们带来了一项专利，也为病人的治疗带来了新的设备。

综合手术室的最大化协作

　　如果在现代医院中，能有一个事物代表医疗健康前沿的合作，那就是综合手术室。这种手术室能进行两种微创、基本的导管程序，并能同时进行传统的开放手术。越来越多的医疗中心建设并配备了综合手术室，它可以应用于心血管、神经系疾病、整形及其他手术。在 2013 年，克利夫兰诊所在胸腔与心血管领域有两个综合手术室，并且很快就会有四个这样的手术室。

综合手术室拥有强大的影像功能，包括 3D 效果的 CT 成像、核磁共振成像、X 光成像，通过这些程序可以呈现出体内更细致的图像。设备就像是汽车装配线上的机器人，可以大幅度地移动。乍一看，综合手术室像是科幻片中的飞船驾驶舱，一个玻璃房控制室里有发光的屏幕，还有监视器和怪异的机器人手臂。每个专业领域设备的设计都促进微创设施的发展及开放手术的进一步发展。

通过设置手术室的流程，产生了新的治疗方式来防止主动脉瘤破裂。治疗主动脉瘤的黄金准则就是进行开放手术。团队在"打开"病人之前（一个医生这样形容解剖），需要停止病人的心脏运作，重新定向循环机械心肺装置。病变的主动脉部分被切除，在恢复流通血液之前由支架（合成纤维管）取代，然后再恢复病人的血液畅通，随后，病人的身体就可以逐渐复苏了。

在重新修复主动脉瘤，进行停止心脏并切开巨大的缺口方面，外科医生、心脏病和放射科医生都开始了新的合作道路。他们将类似鸡尾稻草宽度（1 ~ 3 英寸[⊖]）的长线框布管（支架）用一个丝状的导管把它放进血管里，在这个过程中，医生同时还用 X 光影像来进行引导，将这个小物件放进血管里。当支架到达那个主动脉危险膨胀的部位后，医生会拉开一种触发器将支架的管子扩充开以撑开血管的内壁。然后撤回导管，膨胀的管子将成为血管新的管道壁。

主动脉成为了一个完整、复杂的血管。它有分支，使血液能够蜿蜒缓慢地流动。动脉瘤容易发生在狭窄、扭曲、主动脉难以触及的分支部

⊖　1 英寸 =0.025 米。

位。克利夫兰诊所的创新者也为这些棘手部位设计了新的支架。

综合手术室是现代系统的整合，结合了人眼、高科技影像和先进手术科技等。

综合手术室需要配备什么样的医护管理人员呢？那里的医生，不仅要专业，还要有更多的实践经验。埃里克·罗塞利医生是克利夫兰诊所心脏外科医生，他接受过微创技巧的培训，这种训练有介入性心脏学科的医生参与。他目前在一个新领域工作：针对老年人的非开放性手术的研究领域。我们经常能看到，有些病人拒绝开放主动脉弓，因为他们实在很虚弱，病得很严重。罗塞利医生的技术依赖于一种叫作"快速节奏"的方法，暂停病人的正常心脏功能和血液流动，然后通过心脏底部的一个切口将一个支架移植到主动脉弓上。

为了开发这个方法，埃里克·罗塞利医生将他学到的一些技术，比如介入心脏病学、血管内手术、传统心脏手术融合进来，而这些学科从来没有被这样整合过。他认为这种交叉科学是受他工作环境中的"协作"理念所影响的。"与同事们花时间进行心血管医疗或胸腔和心血管手术，对我来说已经不是难题了，他们可以教会我所需要的导管技术，这对他们来说，是每天进行主动脉疾病治疗经常要用到的一种技术"。

研发的时候，埃里克·罗塞利医生从他的心导管实验室、手术室和综合手术室中走了出来。"我向其他专家学习的时候，没有人说我进入了他们的领域，或觉得我会把他们的病人都带走。他们的回应都是'好的，埃里克你想让我教你什么？'所有在克利夫兰诊所的心导管专家们都有很久的合作经验"。埃里克·罗塞利医生在这种合作中收获颇丰，他可以从多个学科的视角诊断并治疗病人，而这种方式在其他地方很少见。

在研究院一起工作

当涉及照顾病人时，就有了地域问题以及围绕疾病的分组问题。习惯上，医生从来不用这种方式为他们自己分组，因为他们已经将自己分成了对应的专业部门：皮肤科、技术科、心内科、儿科。通常，这些部门将是未来的附属医疗专业，但患者并不会按照学术划分来生病。若患者的情况复杂（如患有糖尿病或脑肿瘤），往往需要许多不同的专家合作诊治。在传统方式中，如果必须跨专业治疗，患者需在不同的部门就诊，要往返于各医学部门或机构，要了解不同的文化、规范及各专业的计费过程等。这些从侧面说明了，一个医生在照顾他们的病人的时候不会与其他医生联系，并且容易导致重复检测。同时，由于一些部门（例如心脏手术）利润高于其他部门，相比之下，在低利润部门（如心理学）就诊的患者不得不面临人员和资金不足的状况。

在医生合作的下一个阶段，大型、成熟的医疗中心将聚焦在特定疾病或器官系统领域，进一步实施医疗创新（其实这是自 20 世纪 90 年代以来就一直在进行的）。来自哈佛大学的医疗专家迈克尔·波特曾写道："我们的系统不协调，患者依次访问多个医疗供应商、医生、部门和专业人员，这与我们倡导的价值是对立的。我们应该将所有的技能和服务在每个医疗过程中进行整合，取代病人到各个部门就诊的方式。"[9]

疾病导向类研究所可以让病人在同一个地方进行他们需要的多项医疗护理服务，而无须往返于多个地点。这类研究所也极大地促进了医学专家的互动，提供给有复杂病情的患者最好的照顾。此外，由于医学领域里有些治疗项目利润比较高，有些则利润比较低，将这些不同项目的医生整合在一个单位中，可以平衡患者的开销，并且能为患者带来更好的服务。"患者至上"是这些研究所的一个重要的根本性理念。如波特所说："医疗条件应该从患者的角度去定义，它应该包含对疾病细致到位、高度整合的护理模式。"[10] 这些疾病研究机构正体现了这种理念。

克利夫兰诊所比其他任何机构都更迅速地推动了组织架构改革。2008 年，它废除了整个机构的主要组织部门单元，取而代之的是 27 个临床、科研、教育和支持机构，改革的核心理念是——患者将会受益于改善后的人际沟通方式、计费以及他们所需要的服务窗口和服务网点。另外，多学科结合的治疗方法将会促进教育计划的推出，并且鼓励科学探索；同时，也将指导医生做出诊断和治疗决策。而且，疾病研究机构采用标准化方式来衡量成果和其他变量，从而帮助克利夫兰诊所更好地判断治疗的效果和效率。

医院的结构调整从根本上改变了几千名医生的组织关系。很多人在某天早上来工作的时候，会发现有新的管理人员和同事，而这些人在前一天还不在该部门。但员工们对此几乎没有异议，因为他们很清楚地知道这是因为医院需要加强患者护理。大家在同一个团队工作，团队协作机制让每一个人都能够充分发挥主动性，使得组织能够内部审查、进行内部规划、就变革进行交流、实施变革、优化团队文化等，而不需要外部利益相关方的咨询或医院内部不相关部门的劝说。

当然，阻止这种变革的力量也是很强大的，比如他们一直以来的惯性思维和按常规做事的惰性。一些人可能会争论说克利夫兰诊所已经是世界上最成功的医院，如果它没有出现问题，为什么要进行调整？正如冰球运动选手韦恩曾指出的，应滑向冰球要去的地方，而不是它所在的地方。尽管克利夫兰诊所的成功已是既成事实，但它仍需要为未来几年的医疗工作做好准备。现在，克利夫兰诊所已经准备就绪。

在考察了克利夫兰诊所格利克曼泌尿和肾脏系统研究所之后，我们理解了组织结构是如何改善合作并加强患者护理的。2007 年，其泌尿系统部门尚未合并。这是全球最大和最专业的泌尿外科，在《美国新闻与世界报道》中排名全美第二。泌尿科是处理泌尿系统和生殖器官的专业外科，它的相近学科是肾脏学科，专门提供治疗肾脏疾病的非手术治疗方法（包含高血压）。

因为膀胱、肾脏、泌尿器官和生殖器都是紧密相连的，因此泌尿科和肾脏科应该一起工作。这就是为什么克利夫兰诊所将这两门学科合成一个机构的原因。同时，他们与克利夫兰诊所的陶西格癌症研究所、影像学研究所、产科／妇科和妇女保健院等的专家之间建立工作联系与沟通机制。现在，患有前列腺癌症、肾癌、尿失禁、性问题及很多其他相关泌尿和肾脏问题的患者，可以在同一栋建筑内接受不同专家的治疗。在这栋楼或附近工作的医生可以在医学前沿方面展开合作，这里比其他地方少了很多空间障碍和制度障碍。

第一个"患者至上"的例子是关于膀胱癌这种有潜在生命威胁的疾病治疗方法的。在病情不太严重的情况下，可以对患者进行化疗，患有膀胱癌的病人在几个星期或者几个月内要经历一系列治疗。在这个过程中，通常要进行静脉注射。过去，当膀胱癌发展到晚期，需要进行膀胱切除手术。新的临床研究显示，在膀胱切除前后进行化疗管理可以减少重患癌症的风险，膀胱癌的治疗流程得到了优化。现在，克利夫兰诊所监督化疗的临床肿瘤医师和泌尿外科医生的工作很相近，泌尿外科医生通常需要确保患者使用正确的药物和剂量，并且确定手术的最佳时间。

尽管在此之前外科医生和肿瘤医生通常存在一定的区别，但是克利夫兰诊所在这些领域的专家会为了患者的利益而共同协作。

第二个"患者至上"的例子是克利夫兰诊所为了治疗肾癌做出了机构调整。在以前的很多案例中，如果肾癌患者的肿瘤很大，外科医生会切除整个肾。问题是，切除患者仅有的两个肾中的一个，将会在很大程度上危害患者的肾功能，在其余下的生命中，患者必须使用透析机。后来，医生们开始了解酪氨酸激酶抑制剂（TKIS）这种药物的作用，它可以帮助缩小肾肿瘤。使用酪氨酸激酶抑制剂，医生就可以只切除肾的较小的一部分，让患者保持完整的肾功能。为了治疗肾肿瘤患者，泌尿和肾脏系统研究所开展了一个合作项目，其中，肿瘤医师负责监控药物的使用，并且和外科医生相互协作。在整个过程中，两位专家会进行讨论，制定出治疗的最佳方案。

第三个"患者至上"的案例是关于前列腺癌的治疗方法。多样的治疗方法包括观察等待、放疗、冷冻前列腺、近距离放射治疗和手术切除前列腺。近距离放射治疗是将放射性粒子植入前列腺，每颗粒子的大小和一粒米一样。植入的粒子数目（最多200）取决于癌症的大小和部位。植入过程约1小时，在门诊就可以完成。尽管这种疗法相比常规疗法（直接辐射前列腺）有较高的辐射，但是辐射仅覆盖了几毫米的范围，因此不会影响其他部位的健康问题。

在泌尿和肾脏系统研究所，每一位接受近距离放射治疗的患者都要与负责治疗的辐射治疗师和泌尿科医生进行讨论。在手术室里，泌尿科医生、辐射治疗师和物理学家会一起进行手术。泌尿科医生用先进的超声仪器为患者的前列腺拍照。物理学家准确计算放射性粒子的剂量——在前列腺里放多少颗粒子以及放置在哪里。放射治疗师要将放射性粒子放入前列腺，并且做好预防措施。截至2013年，机构的护理人员已经在

17 年里为将近 4 000 名患者进行了这项治疗。

在很多先进的医疗中心都可以进行近距离放射治疗，但是在泌尿和肾脏系统研究所，不同专家之间的协作天衣无缝。医生们没有考虑在一场治疗过程中有多少份额的收入是属于自己的，他们没有试图为了赚钱而去治疗患者。收入是事先确定的，医生们只需考虑他们的患者，以及通过他们的工具和专业技术给患者提供最好的治疗。

在泌尿和肾脏系统研究所里，学科的联合也带来了实用性的研究，医院的多数病人也配合参与了这项研究，研究所仔细记录了情况并进行保存。例如，治疗前列腺癌的挑战之一是如何区分那些发展缓慢的不足以致命的癌症与极具攻击性的癌症。很多男性进行了过度的治疗，虽然他们的前列腺癌可能永远不会再给他们带来严重的伤害，但这样的治疗却带来了很大的副作用（比如尿失禁或阳痿）。医生所需要的是一种可靠的、在诊断时帮助评估癌症严重程度的生物工具，那样他们就可以决定是建议采取治疗，还是定期复查。

自 20 世纪 90 年代以来，克利夫兰诊所为前来治疗前列腺癌的近 15 000 名患者保留了数据库和组织库。通过使用这些资源，医生找到之前的组织活检资料，在分子水平上评估组织的基因表现，并和临床结果进行比较。这是一项跨学科研究：泌尿科医生维护数据库并且提取组织样本，院外科学家进行分析。在大家共同不懈的努力下，他们发明了第一个基因测试，即可疑前列腺癌的活检，医生可以根据几毫米的癌症细胞确定癌症的严重程度。这项新型的可用测试（在撰写本文时计划推入市场）将会大大地改善前列腺癌的治疗水平，并帮助决定更合适的治疗方法，以减少诊断前列腺癌时的焦虑。

合并并统一领导同一机构的泌尿科、泌尿外科和肾脏科是一个大动作——这可以提供一个更好的患者体验，改善内部联络线，提供综合的临床服务，并提供给医生和学生更多的教育和研究机会。它同样也提高了诊所在美国的声誉。在实施了这一系列变革的五年后，克利夫兰诊所在泌尿和肾脏疾病领域在《美国新闻与世界报道》的评选中首次排名全美第一。[11]

创建护理路径：神经学研究所的故事

护理路径定义了特殊疾病或是情况的全程护理标准，先前部分临床工作流程包括资源、地点、遭遇、命令、文件材料、结果、过程、检测结果和报告。组织一个复杂疾病或情况的护理路径需要包括医生、护士、行政管理人员和多个专业人员的支持。将以上的人员组织在同一个团队里，接受统一的领导，进行同一个领域的工作，这大大地促进了护理路径的发展。

克利夫兰诊所针对癫痫的护理路径发展就是一个很好的例子。癫痫是大脑失调的一种，特点是发作时会抽搐、失去意识及一些其他症状。癫痫通常可以通过药物来控制，但是有时候药物也会失效。克利夫兰诊所的癫痫中心（由神经学研究所监管），自 2007 年以来，为癫痫患者开发和提炼了一系列基于护理路径的各种诊断和治疗选择。患者抵达中心后将直接接受护理，护理由心理医生、神经病医生、神经外科医生、神经科医生以及影像师共同构成的小组提供，每位专家会提供一个独特的视角。

神经科医师做出癫痫的诊断，确定药物的功效并进行监测，以确定癫痫发作的部位和严重程度。如果有必要监控，则需要和神经外科医生一起合作（克利夫兰诊所开创了一种脑成像技术，可以比以前更加准确地辨别癫痫发作的位置）。

专业的神经外科医生和神经科医生合作，规划和实施治疗耐药性癫痫疾病的步骤和方法。

心理医生和神经科医生通过使用药物治疗、谈心疗法、生物反馈和其他方式，来处理由癫痫病引发的情感、社交和家庭问题。

　　护士和技师协助内科和外科专家，这些护士和技师接受过癫痫治疗方面的培训，并且在照顾癫痫患者和他们的家属方面有数年经验。

　　当患者开始按照护理路径接受服务时，团队成员会对治疗的每一步进行评估，询问相关假设问题并根据答案让患者进入下一个治疗阶段。在全过程的每一个阶段，医护人员可以根据自己的知识、经验和"直觉"，选择性地根据自己的判断来执行，甚至可以与原有护理路径相背离。护理路径具有高度的灵活性，并且是一项持续改进的工作。

　　一旦决定创建一个癫痫护理路径，那么只存在一个问题，就是在同一间治疗室聚集参与癫痫护理的所有人员：神经科医生、神经外科医生、护士、医技人员、行政人员、助理和医疗接待师。这些专业人士创建了一幅描绘患者护理路径的示意图。他们指出了每一个病人在护理时可能需要偏离标准护理路径的地方，指明替代路径，解释如何以及为什么可能会发生这些偏离，并指出如何应对。他们同样也决定了每一个潜在问题发生时所需要的人员、设备用品和成本。他们辨别通往护理路径的多个入口与出口，将那些非癫痫症患者带到更适合他们病情的医护人员那里去。他们还会顾及患者体验，设计合理的护理路径以减少等待时间和在医生办公室与治疗室间来回奔波的时间，还会考虑到令患者不舒适和沮丧的其他来源。

　　之前，在癫痫中心，病人确诊后，要等待约 7 个月的时间才能接受外科手术。期间，患者护理时间约为 11.5 天。医院会更深入地进行分析，计算这个过程中患者可以减少的时间，使治疗更加集中。最终，医院将患者的护理时间减少到 9 天。同时，病人在癫痫中心确诊后，接受手术之前的等待时间缩短为 3.5 个月，是原来的一半。

　　通常在大型机构里创建护理路径非常困难。"机构所采用的行政结构极大地促进了设计护理路径过程中所需要的合作。"伊马德·纳吉姆医生

（癫痫中心的主管）说。迈克尔·莫迪克医生（神经学研究所的董事长）分享了这样一个观点："护理路径是一种综合的多学科工具，为如何照顾患者提供指南。医疗机构必须要有自己的文化，一旦设计好好护理路径，它可以更好地改变文化。因为我们的研究所从根本上来讲就是多学科的研究所，它使一个庞大而综合的团队参与进来。我不是说没有其他组织结构可以像我们这样进行多学科合作，我认为克利夫兰诊所让我们以一种其他地方所没有的护理路径来处理问题。对我而言，我觉得我们的医学研究院将引领医学界未来的浪潮。"

团队通力合作，控制癫痫发作

凯利·莱比在电脑前工作时，她的手突然开始颤抖。"哦，不，"她意识到，"我无法控制手的颤抖了。"然后，脑海一片空白。当她醒来的时候，发现自己躺在地板上面，头陷进了桌子和墙面之间。"太恐怖了，"她回忆说，"我的头特别疼，而且我是一个人。"每年有成千上万的北美人同凯利有着相同的体验：癫痫发作。

癫痫不是精神错乱；它是一个脑电路问题。当大脑里的电路暂时乱套的时候，大部分癫痫会发作。癫痫发作的强度范围从轻微改变意识到像凯利那样抽搐至晕倒。在多数情况下，引发癫痫的原因是未知的。但是，凯利的癫痫发作可以归因于在她刚成年时患有的那个罕见的大脑肿瘤。她已经采取药物控制癫痫发作，但是显然没有用。

在她这次癫痫大发作之后，凯利搬去和父母一起住，放弃开车，并尽可能多地在家工作。"放弃独立生活真的很难，"她说，"但是我很害怕当癫痫再次发作的时候，我又是独自一个人。"

药物对癫痫发作不起作用，外科手术已被证明是一个很好的治疗方法。最常见方法的是，外科医生切除大脑里癫痫发作的那一部分。但是有一个问题：有这么多的关键功能如此紧密地挤在大脑里，丝毫的误判都可能引起灾难性的后果。

早先，凯利抵制进行外科手术。不过在这次癫痫发作之后，她向她的医生要求转诊。医生将她转至克利夫兰诊所神经研究所的癫痫中心。在那里，她由一个多专业的团队来照顾。

在到达克利夫兰诊所之后，凯利的第一站是癫痫监测病房。在那里，电极被放在她的头皮上。一台精密的计算机列阵记录了她的癫痫发作并定位出可能的发作部位。结果并不乐观，癫痫发作来自海马体的后面，这是大脑的语言和记忆中心。一个细小的错误将会减少她30%的记忆功能。作为一名成功的政府律师，凯利不想冒危及事业的风险。

下一步，就是更加准确地定位癫痫发作的地方，为了防止切除不必要的地方。她的第一次癫痫发作被监测，医生在她的头上放置了一排电极——经过头皮、前额和太阳穴。为了更加精准和更精细地监控，神经外科医生将电极网络（克利夫兰诊所研发的）放进她的脑壳里——在骨头下，就在大脑旁。

这些植入电极所传输的信息，帮助外科医生通过微型精密仪器准确定位癫痫发作的位置。克利夫兰诊所神经研究所的威廉·宾格曼医生进行了一场成功的手术，仅仅切除了有影响的那一块组织，让更大部分的记忆和语言中心保持了完整。

经过一年的恢复以及认知和言语治疗，凯利对于自己能够重回正常生活感到很开心。"我的思路很清楚，我的语言技巧比以前更强，"她说，"但是在手术之前，我习惯于工作到晚上11：30，现在我把晚上时间用来帮助残疾人群。关心我的人们是那么慷慨大方，我想以某种方式去回报。"

医学的奇妙新面孔

2004 年的时候，猎枪爆炸摧毁了康妮·卡尔普的大半个脸：她的右眼、脸颊、鼻子以及部分嘴巴。她失去了味觉，不能张开嘴甚至失去了正常呼吸的能力。

在一系列的 30 多场手术里，医生"重建"了康妮的脸，但是她仍然不能呼吸、饮食或者闻味道。2008 年，康妮在美国克利夫兰诊所接受了第一次近乎全脸的移植。手术在下午 5：30 开始，医生检查康妮颈部区域内的血管以确保她能够进行这个移植手术。在晚上 8：00 的时候，外科医生开始修复捐赠者安娜·卡斯帕的面部组织。安娜·卡斯帕心脏病突发，并脑死亡。这场超过 9 个小时的手术要特别注意保护动脉、静脉、神经与软组织和骨结构的完整性，以保持血液循环。

在一间相隔不远的手术室里，第二组团队正在准备康妮的下一场手术，即去除疤痕组织，为面部移植创建一个插入空间。捐赠者的面部组织在第二天早上 5：10 被转移到康妮的手术室。在之后的 2 小时 40 分钟里，外科医生将康妮的血管连接上捐赠者的面部血管，在她重建的脸上恢复血液循环。这是手术最关键的部分，因为当血流从手术接受者到达移植脸孔上时，可能会发生直接的排斥。在这个案例中，面部组织变得粉红，意味着这是一个成功的移植手术。

紧接着，外科医生还要进行 9 个小时的面部组织移植手术，包括动脉、静脉和神经的微型连接。在整个移植过程中，外科医生轮流守在手术台，轮流休息，他们可以睡觉或者探讨他们的专业知识。第二天下午 4：30，康妮被推出手术室，病情稳定。外科医生替换了她 80% 的脸，这是截至当时世界上最大和最复杂的面部移植手术。整个过程集合了例如鼻子和眼皮的不同器官，还有不同的组织类型，包括皮肤、肌肉、骨骼结构、动脉、静脉和神经。

移植团队由整形外科研究所主任及显微外科培训主任玛丽亚医生领导。科学家玛丽亚是位备受尊重的医生，她献身医学事业，研究和开发出能从根本上帮助有严重面部缺陷的患者的方法。"作为一名医生，最有价值的事情就是我们可以改善患者的生活质量，"玛丽亚医生说，"有面部缺陷的患者会受到来自社会的艰难挑战。我们希望有一天我们可以帮助成千上万、默默遭受社会另眼相待的人们。"

康妮·卡尔普接受的手术是一个多学科团队合作案例。克利夫兰诊所的皮肤和整形外科研究所及头颈研究所共同合作负责这次面部移植手术。来自心理学科、神经科、生物伦理学科、社工、麻醉、移植、护理、传染疾病、牙科、眼科、药剂学、环境服务和保安这些部门的员工也都为这次手术做出了贡献。

不过，团队合作在康妮受伤前就已经开展数年了。玛利亚医生开始用老鼠的面部移植进行实验时就和一个团队的研究人员一起工作过，这些研究人员的主要工作是研发出多种移植模式，目的在于防止身体免疫系统排斥移植的骨头、皮肤和血管等。在人体面部移植实验批准之前，外科医生需要规划手术，移植团队需要协调术后护理，心理学家需要衡量患者的预期适应性，社工要权衡手术后患者需要什么样的家庭支持。

在几个月以来的每个周末，玛利亚医生与不同科室的同事一起在40多具尸体上进行模拟和研究。在此期间，他们的合作亲密无间。她和她的同事在这段时间开始分工，例如谁服务捐赠者，谁服务接受者，每项工作会花多长时间。有关康妮的移植手术的最终决定，是由团队里所有的负责人共同做出的。所有人必须达成一致，并为康妮的手术做好准备工作。

皮肤和整形外科研究所所长弗兰克 A. 派佩医生解释道："这项工作是由一个医疗团队展开，针对那些面部有严重创伤的人，提供给他们不一样的视角，那就是万事皆有可能。克利夫兰诊所团队通力合作，实现了这一点。"

医疗职业变得越来越具有团队精神，这在由医生领导的医疗集团中得以实现。患者可以通过关注他们的医生是否和其他医生良好合作来协助医院的变革，而且他们可以随时选择跨学科研究所进行治疗。不过，或许患者能做的最重要的事情就是重建对美国医疗的信心。在很多医疗机构的内部，变革随时都可能发生。现在，越来越多的医生将他们的兴趣和争执搁置起来，转而专注于患者的需求。他们以创新的方式一起工作，提供最好的护理，开辟新的治疗方法，不断地改善自己的医疗实践。在很多案例中，团队工作创造了奇迹，开发了几年前无法想象的治疗方法。没有人比康妮·卡尔普更能深入地了解这一点了。

第 3 章

持续监测和记录护理的过程，
以保证最佳的服务质量

距离克利夫兰诊所主院区几个街区的地方，有一栋白色建筑，这曾是克利夫兰的当代艺术博物馆。现在，这里变成了一家名为 Explorys 的公司。公司员工年轻且充满激情，他们捧着笔记本电脑围坐在一起，经常开会研讨，这些员工通常在家和公司两点一线之间繁忙地工作。在这个曾经展示过最前卫画作和雕塑的地方，信息工程师们正在引领新的时代潮流——使用新知识，发起一场革命来改变未来医疗保健模式。

阿尼尔·杰恩博士来自芝加哥，他把自己称作"健康的技术情报坚果"，在他来到克利夫兰诊所进行内科培训之前，Explorys 公司的就职经历就以已经在他心中深深埋下了富有探索精神的种子。20 世纪 90 年代，阿尼尔·杰恩博士来到克利夫兰，那时也正是克利夫兰诊所将所有病人病历系统地进行数据化的关键阶段。回首当时，那真是具有里程碑意义的时期。同一时期，一些小型团体和医疗机构正在积极探索数据记录，但是，当时没有任何学术医疗中心愿意对此全力以赴。

这项工作最主要的问题是，需要有一个足够大的空间来存放机构的医疗记录档案。克利夫兰诊所有一个和足球场一样大的巨型地下仓库，在仓库看不到尽头的走廊上堆放着无数货架，货架上是数不清的文件夹，上面记录着自从 1921 年以来每一位进入克利夫兰诊所的病人的信息。

在杰恩博士刚来到克利夫兰诊所的时候，负责医疗档案的人员为了传递病患资料，需要把文件夹放在一个可以在各个楼层金属轨道上滚动的轮式箱子里，就像是矿井里面的小推车。文档的数字化，让我们不必再使用笨重的资料运输方式，也不再需要无休止地扩大货架来存放数不清的文件夹。电子化的医疗系统需要我们在每一个检测房间里放置一台电脑，这样医生就可以轻轻敲动键盘，查看或者添加病人信息。以前存放于巨大仓库的信息将会存放在一个家用冷柜那样大小的服务器里面。

杰恩博士深知，把患者信息存储为电子数据，不仅能即时医治病人，还能为医学研究提供丰富的信息和数据。一位年纪在 50 ～ 60 岁并患有高血压和家族遗传糖尿病的患者，在什么样的条件下，对特定的药物治疗会有怎样的反应？一位接受了特定治疗的病患，需要在医院待多长时间才能痊愈？在有电子病历之前，以上问题的答案无从知晓。这些数据以前是被隐藏的，现在全部大白于天下。为了获取这些数据，杰恩博士开发了一个类似谷歌搜索引擎的软件，叫作 eResearch。借此，克利夫兰诊所的医生和科学家可以在顷刻间从数十万的病患信息中查询到特定、对研究有帮助的数据。

用于医学研究的电子病历，去掉了所有的病患姓名和可识别特征，将信息简化在纯数据的层面，整合相近的数据，并扩大范围，直到成为一个有价值的巨大匿名单元，即"大数据"。在这里必须郑重声明，病患电子档案的信息是不可公开的，这些信息仅限于病人、医生、医院及相关医疗机构查阅。医疗机构有严格的规定，只有治疗病人的医疗团队才有权利查看病人信息。如有人未经授权便查阅病人信息，会立即受到开除的处分。克利夫兰诊所对待病人的信息非常小心谨慎，同时，联邦政府的《健康保险携带与责任法案》也强调了医疗机构有严格保守病人信息的责任。

这段时间，杰恩博士一直在开发电子病历，他会见了一位电子信息化领域的企业家——斯蒂芬·麦克海尔先生。斯蒂芬·麦克海尔先生已经创办并出售了两家在电信行业和其他行业上专注于大数据应用的公司。斯蒂芬·麦克海尔先生和他的合作伙伴查理·洛希德先生正在寻找创办新兴企业的机会。他们同杰恩博士一拍即合，很快成为朋友，并创立了Explorys公司。"我们一直讨论在医疗健康领域应用大数据，"查理说道，"时机也刚刚好。趁着这个时机，我们建立了公司，医疗行业已经进入了不可持续的成本增长风暴阶段，电子病历数量越来越多，病患和医疗机构对于医疗质量和成本节省都有了更高的期望；这样的形势让我们清醒地认识到，这对于我们是一个很好的机会，去做一些对世界真正有意义的事情。"[1]

克利夫兰诊所为Explorys公司提供办公场所和启动资金。斯蒂芬和查理获得杰恩博士的网络授权，扩大了数据规模，他们采用了一种新的网络架构，能够处理来自更多渠道的更多数据。正如杰恩博士当初预想的那样，最终Explorys公司逐渐壮大成为一个巨大的健康医疗搜索引擎公司。当初杰恩博士的设想是为克利夫兰诊所建立电子病历系统，而如今，Explorys搜索引擎已经成为"14个主要医疗健康信息系统的集成平台，由1 000亿数据元素、4亿病人、200家医院和超过10万家医学研究机构共同组成"。[2]

与Explorys达成协作的医院系统和医学研究者会链接内部网络系统防火墙的安全访问端，他们可以在自己的网络环境下访问病人的电子信息。对于那些已经习惯了在不同医院系统中，看惯了如同大杂烩一样混杂的电子信息的人来说，这种改良实在是不可思议。Explorys将主要的电子医疗系统有机整合在一个大版图内，并深知每一个系统词汇的独特意义。它将不同的系统语言转换成同一种语言，这样通过简单搜索就可以获取信息了，医院可以通过使用这些信息更好地治疗病人。Explorys同样允许医疗保健提供者进行数据挖掘，在运营中更好地控制成本、服务和供应。

Explorys 的出现表明，电子医疗信息在未来几十年将会对健康医疗领域产生深远影响：医疗信息数字化将会在全球进行融合。有史以来第一次，科技将全世界每一位医生、每一位病人和每一家医院、大学和实验室连接在一个巨大的健康医疗信息系统中。这样一个全球统一的系统，在提供全民健康服务和对抗疾病的意义上是超乎我们想象的，这与医疗健康史上任何一次突破相比，都有过之而无不及。

这样大规模的信息数据资源对医生和研究者会产生怎样的影响呢？他们只要扫一眼数据库就知道对于某种疾病来说何种治疗方式有效、何种无效。同样，也可以消除例如因药物成分相互作用、药物过量或病人资料丢失带来的突发死亡等情况。遗传特征和特殊疾病的关联性也容易被发现。医学研究者可以对数百万人进行研究，并且现有的这些记录在多年以后仍可以被调取出来。一位医生在办公室通过系统就可以链接到全世界，任何病人的健康历史和用药记录都可以在任何时间、任何地点精确获取。

在最基础的医学研究层面，数据和信息技术使疾病的治疗从一个被固化了的艺术形象转换成为一个严谨、客观的科学形象。当然，疾病治疗还是一门艺术，至少有部分是这样的；每一位医生有自己独特的感知、性格、技能、经历和特质，许多理疗方法的效果是不能被测量的，或者说是无法明显地呈现其关联性的。

数据开发可以应用到各个领域。任何操作过程都可以看作为了达成特定目标，或者是衡量水平提高的标准。医生找出众多方案中效果最好的，并能够把它应用于实践。甚至比起以前经验丰富的医生，会了解病人更多的特性、疾病情况和医疗干预措施。这就是以数据驱动医疗的发展，以数据引领病患医护工作更好地发展。

电子病历系统带来无可比拟的优势

克利夫兰诊所一直很重视数据，它建立了全美最全面的电子病历系统（EMR），2013 年，美国在医疗信息上进行了 10 亿美元的投资，其中在电子病历系统中就花费了 4 亿美元。电子病历系统将克利夫兰诊所的医生、社区健康服务机构、护士和其他 75 家横跨美国东北部俄亥俄州、佛罗里达州、内华达州、加拿大和阿布扎比的服务提供商都链接在了一起。任何获得克利夫兰诊所授权的服务提供商都能在这些区域及时获取病人的电子档案。系统会自动提醒健康服务提供商药物交叉反应的安全问题以及其他安全问题。标准化的处方书写格式将取代手写，以方便在不同的医疗服务供应商之间传阅和使用。

到 2012 年为止，电子病历系统包含了 600 万病人的电子病历，医师们已经使用这个系统发出了 2.4 亿条药物单。[3] 大约 150 万病人正在通过在线诊断系统获取自己的医疗方案。病人可以网上预约、补充处方，并和医生进行在线沟通。医生分享检验结果、安排病人进行扫描和筛查，同时，药剂师可以登录克利夫兰诊所的网站实时查看病人的用药情况。如果一位病人的症状与克利夫兰诊所正在进行的临床诊断吻合的话，系统会自动提醒医生。并且患有慢性疾病的患者在家中也能及时得到医生的监测。

医生和病人都意识到，相对于纸质病历，电子病历是一个巨大的跨越。一位名叫艾米的病人在孩童时期就有两个脑瘤。她在成长的过程中，一直接受一个多学科医疗团队的监测。她要频繁地拜访她的药剂师，每次走很多药来维持身体健康。她使用克利夫兰诊所的在线医疗系统，来预约她的医生们，查看处方文件，跟踪了解自己的测试结果和健康趋势。但电子病历系统的优势不仅仅是便捷，正如艾米所说，当她在急诊室会见医生的时候，会被问到她现在服用哪些药物，"那个药物单子非常长，"艾米回忆说，"我没法记住完整的药方和每一种药物，尤其是在这么紧张的情况下。这时候我会使用我的智能手机登录电子病历系统，获取我最急需的信息。"

电子病历系统对药剂师的作用也非常显著。威廉·莫瑞医生是克利夫兰诊所的医生，自称为"技术怪咖"，给我讲了一个电子病历如何帮助他的故事。

有一天上午，莫瑞医生和另外两个医生正在查房，突然他被告知要和团队去接收一位转院过来的病人。这位病人患有慢性阻塞性肺疾病（COPD），这种病通常是由吸烟引起的呼吸性疾病。对于患有慢性阻塞性肺病的人来说，空气很难进入其肺部，会导致病人缺氧。若不及时进行肺移植，这会成为病人死亡的头号因素。

莫瑞医生本想安顿好就去探视病人的情况，但这时一位护士联系到米勒医生团队，并大致说了一下病人的情况，"她看起来不怎么好"。听到此，莫瑞医生不再继续查房，立马冲下楼去。"当你听到一个经验丰富的护士这么说时，你会放下手中的一切工作。"他说道。

病人是一位年过七旬患有严重呼吸障碍疾病的女性，护理和呼吸治疗已很难对她起作用了。她因为缺氧而脸色苍白、嘴唇颤抖，好像在挣扎着获取着哪怕是一点点的氧气。莫瑞医生觉察到，她的血压稳定，但心跳过快，摄氧水平迅速下降，这严重影响了她的意识和语言能力。

对待这类病患，医院有明确的处理方法：医护团队要么给其氧气面罩，要么将其送入重症患者监护室进行插管。在做出恰当的决策之前，莫瑞医生需要更多的信息。仅仅在一个半小时之前，病人刚刚从克利夫兰诊所的一个社区医院转院过来。是什么导致病人摄氧困难？是否有心脏衰竭？这些关键数据可以指导她的治疗并避免发生错误。在大部分医院，这些信息作为病人纸质医疗档案的一部分，很可能已经淹没在众多数据中。

我们没有时间来翻阅纸质病历了，莫瑞医生需要迅速决断如何治疗。"我怀疑高浓度的二氧化碳是关键原因，"他说，"这正是导致了病人精神恍惚的原因。二氧化碳浓度越高，病人呼吸越困难，越发感到神志不清。这很快成为恶性循环，必须立刻处理。"

幸运的是，莫瑞医生不仅是一位医生，还是克利夫兰诊所的医疗信息办公室的副主任，这个职位使他可以纵览电子病历系统中所有的医疗信息。他知道进行转院的这位病人在治疗期间是通过电子病例来记录医疗信息的，所以，在采取使用氧气面罩措施之前，他在电脑中获取了所有有用的信息。

莫瑞医生快速查看了病人的过往医疗记录、医生的指令、备注和检测结果，仔细看了病人接受过的呼吸治疗、心血管病的处理以及关于病人肺部状况的记录。他翻阅了所有的医疗记录，了解了病人过往的医生对她采取的治疗办法。"知道病人现在的状况很重要，"医生说道，"同时，了解病人以前的状况也非常重要。"

病人的情况已经非常清晰了，她的氧气不足是由血液中含有太多二氧化碳导致的。如果大量的二氧化碳持续排挤出氧气，病人很有可能心脏骤停并死亡。这位病人需要马上吸入纯氧。医疗团队给她在嘴巴和鼻子的位置戴上压力面罩，将纯氧注入她的肺部。没过多长时间，她的状况就改善了。她的面颊又开始有了血色，昏厥症状也消失了。

"刚刚发生的事情在很多方面都让我们感到惊喜，"莫瑞医生说，"多亏了电子病历，我们可以免去她的痛苦，也不需要给她插管治疗。我们不需要去做那些之前别的医生已经尝试过的不必要的治疗方案。我们也不需要重复那些治疗，这样只会浪费医疗资源。"电子病历的强大功能在于使我们能够立刻并且完整地了解病人的情况。在这个病例中，电子病历告诉了我关于这个病人的全面信息及最近接受过的治疗。随着电子病历的发展，系统功能会越发强大且易于操作。将能够提供辅助决策，给医师和其他健康护理人员提供是否该进行某些检测或干预治疗的指导。例如马萨诸塞州总医院的类似系统，在何时对病人进行医学影像检测方面，为医生提供了决策帮助。有研究表明，医生使用这套系统后减少了不必要的检测。[4]

盖辛格医疗系统在自己的电子病历系统中加入了一系列有关照顾心脏搭桥手术患者的医疗实践内容。医生会获取提醒事项和工具来帮助他们实施最佳医疗服务，这都是基于事实和医生的专业意见。盖辛格医疗系统使死亡率下降了67%，病人住院时间缩短了1.3天，病人的平均医疗支出下降了5%。[5]

基于科研和特定医疗干预的结果，电子病历能对未来做出预测。例如，在医生对病人采取治疗前，医生就会知道在第一次治疗后有75%的可能性获得预期结果，第二次治疗后有65%的可能性获得预期结果，第三次治疗后有42%的可能性获得预期结果。电子病历系统还会帮助临床医生基于科学实践而采取相应医疗措施。

会"说话"的假肢

众所周知，科技的趋势之一就是"物联网"，意指电脑和移动通信技术被运用到日常生活的各个物体、事物中。智能手机已经无孔不入了，谷歌也有了智能眼镜。用不了多久，几乎所有的东西，从汽车到服装再到家具，都会变得智能。这种智能应用在医疗健康领域的潜力初露端倪。如果病人有一个智能假肢或智能臀部会怎么样？植入人工假肢和关节的传感器，会产生一系列有关活动、运动和承重等数据流。这些信息会被传递给病人的主治医生，并记录在病人的电子病历中。医生可以实时监测每一位病人的进展情况，分析可能的发展趋势并在病发之前预防该问题出现。他们还可以根据每位病人的实际情况（病人在实际情况中如何使用人工假肢或关节），定制个性化物理治疗方案。有了智能手机，电子病历将有望迎来全新的医患沟通模式，引领健康护理领域的革命。

让电子病历成为主流

最理想的情况是，如此诱人的前景会鼓励和吸引更多的医生和美国健康护理系统作为整体来采用电子病历系统。在荷兰、新西兰和挪威这些国家，医生几乎完全摒弃了纸质病历，采用电子数据病历已经有很多年头了。[6]但到2013年为止，大部分的美国医院还没有使用电子病历。一些医院虽然将他们的部分信息数据化了，但是只有不到2%的医院实施了美国政府所谓的"全电子医疗系统"。[7]马丁·哈瑞医生是克利夫兰诊所的首席信息官，他估计全美所有的医生办公室只有不到20%使用了电子病历来输入指令、记录护理、发送处方、观察诊断影像和执行电脑协作（例如，识别哪些病人需要做血检）。

成本是个大问题。病人和保险公司可以从电子病历获得更高质量、更有效的医疗护理，但是对于医生来说，电子病历需要大量的资本投资，而这些投资很难回笼。

考虑到美国医疗健康系统的碎片化和不同电子病历系统之间还不能互通的情况，医生都质疑该系统的实用性。一位本地皮肤科医生投资了一个电子病历系统，但在他的区域内只找到了一组内科正在使用的不同系统，并且附近的社区医院也没有使用其他的电子病历系统。在这种情况下，对医疗科技做大量投入也没有意义。[8]一些医生呼吁政府或者其他权威机构构建一个标准化的电子病历环境，以保证每一个人都在同一个平台上。[9]这种看法的反对者认为，政府很可能没有能力把它做好，或者建立一个标准化的系统会阻碍新的、更好的格局的发展。

值得庆幸的是，医生们和医院最终决定打消疑虑，采用电子病历技术。2009年，《美国联邦政府经济刺激法案》规定政府削减医疗保险和医疗补助不必要的支出，引导医生和医院把电子病历系统应用在有意义的领域。政府明确规定了7个步骤来指导医生如何有意义地使用电子病历系统，例如，提供药物治疗方案，或者查询保险资格。[10]2009～2011年，使用电子病例的医院数量成倍增长，从16%上升到35%。截至2012年，政府向达到标准的2 000多家医院和41 000位私人医生拨款超过30亿美元。[11]预计未来的若干年，使用电子病历的医院及独立医疗机构的数量将会大幅增加，同时，政府在奖励资金方面也会相应提高评定标准。

这些关于电子病历的实践，揭示了一些大型的由医生运营的医疗集团的重要优势，像克利夫兰诊所这样的机构就走在信息技术应用的前沿。首先，他们有足够的资金用以支持电子病历信息技术的前期投资。系统投资平分下来，每位医生需要投资2.5万美元，这样一个不菲的投入，让许多独立的私人医生无法承担。美国凯撒医疗机构投资了40亿美元使其系统上线运营，成功地将1.6万名医生和900万名病人联系起来。[12]

其次，因为所有医生都属于同一个组织，而这个组织又有一个统一的运营构架，因此，组织能够决定购买哪个电子病历系统，用以整合并协调由数百个办公室连接起来的复杂的流水任务。一些非医疗集团模式的医疗机构，同时运用6～8个不同的电子病历系统来连接各个医疗专科和运营领域。[13]例如，俄亥俄州医院的系统非常老旧，不同的医生组织购买了不同的且相互不兼容的系统。在使用医院的内部系统的时候，要在不同的系统间输入10次不同的通行密码。系统不兼容的问题也十分严重，以至于一些医生拒绝使用电子病历来开处方。[14] 但是在一个大型、由医生运营的医疗集团中，例如克利夫兰诊所，就不存在这样的问题。随着医疗进入数字化时代，组织规模和架构变得越来越重要。即使有政府的支持，小型独立的医疗机构是否会使用电子病历系统仍然是个未知数。

最终，会有一个唯一、统一的电子病历系统把全国的医院和诊所连接起来。已有很多公司不断设计专门的电子病历系统来与其他系统进行互通，并且毫无疑问，在接下来的若干年里，会有更多的医生和医院进行电子病历系统的整合。在更远的将来，电子病历不仅会提高医疗护理的质量，最终还会节省成本，这就又会进一步鼓励该领域的投资。在医院实践中发现，使用电子病历后，他们能够减少重复劳动和资源浪费。病人可以更好地了解自己的健康状况，预防更多的慢性疾病，而慢性疾病的医疗花费占据了全国医疗花费的 70%。医院还可以避免药物之间的不良反应，减少病人在此方面不必要的医疗支出。随着更多健康机构向数据化时代的迈进，计算机将更好地辅助医生及时做出决策，病人会获得更好的医疗服务，并进一步减少费用支出。

大数据驱动医学研究，并提高健康医疗的成效

由于担心医疗过程中医生只是基于统计数据做出诊断，而不是基于与病人一对一地询问检查而做出诊断，一些医疗机构对数据驱动医疗系统的方式比较排斥。克利夫兰诊所的实践表明，这种担忧是多余的。数据分析无法代替与病人一对一的谈话、了解其病症和患病史的问诊方式。数据只是在医生的经验上和感知上提供一定的辅助作用，并不是替代。当数据在一个受限制且需要深入分析的领域应用时，以数据为驱动的医疗可以为医护人员提供独特的方式，更深入地了解病人的独特病史。这

是因为数据驱动的医疗和电子病历，可以使医护人员将病人个例和大数据中的病人进行对比分析。

克利夫兰诊所进行医疗数据对比已经有 10 年了。其胸椎手术和心血管手术部门是全美最早开始收集医疗大数据的部门，甚至比人们广泛使用电脑和互联网还要早。在 20 世纪 60 年代后期，医生首次实施冠状动脉搭桥手术。到 20 世纪 70 年代，医生意识到他们已经在这个手术领域积累了一定的数据量，这对未来手术的发展非常有意义。他们开始很细致地记录每一位病人和每一次手术的结果，使用打孔卡来记录信息，并用一种复杂的方法把它们储存起来，这种方法叫作心血管信息记录表。数据内容包括人口特征、治疗、实验室工作、治疗结果等，以及数千位病人的重要医疗支出。在很长一段时间里，组织尽可能地保证数据的准确性和完整性，甚至调动私人侦探来跟踪以前病人的身体状况，并查找出他们术后多年身体的恢复程度。

因为收集信息的医院并不多，克利夫兰诊所用了很长一段时间才收集到这些信息。冠状动脉搭桥手术是我们针对冠状动脉提供的第一例手术。在这项技术刚开始实施的时候，医生并不知道随着时间的推移，曾接受冠状动脉搭桥手术的人会比未接受手术的人的寿命更长、更少引起并发症、生活质量更高。同时，医生也不知道，哪一类病人会受益于手术治疗。在病人进行冠状动脉搭桥手术的问题上，医生的判断还存在一定的不确定性和风险性，即便是在今天，很多其他医学领域依然如此。

在当时，克利夫兰诊所是唯一实施大量成功冠状动脉搭桥手术的医院，所以我们也是唯一收集了大量冠状动脉搭桥手术数据的医疗机构。信息表中的数据使得医生可以确定，一些病人在接受了冠状动脉搭桥手术后，身体状况的确比那些没有接受手术或者接受了其他手术的病人要好。医生知道哪种搭桥手术最有效，也明白如果病人的动脉受阻没有得到治疗，会发生怎样的后果。所有的这些发现都改变了手术过程。1973年的一篇学术报告刊登了一组数据，[15] 冠状动脉搭桥手术成为世界上最有效的心脏病手术。

随着治疗病历数量的增加，克利夫兰诊所的信息表不断丰富。我们提高了数据收集的现代化水平，跟踪记录病人术后长达 25 年的状况，为病人术后可能出现的身体状况，例如出血或者中风，提供更完整的信息。由此，医生可以基于不断更新的信息，了解哪些有用、哪些没用，从而完善搭桥手术。

医生还可以使用信息表来研究和提高其他急救型的心脏手术。二尖瓣替换手术是最成功的一种心脏手术。二尖瓣控制着心脏左心室的血液流动。它有两个小叶，一张一合。这些小叶若受到一些障碍影响的话，它们会变得松动且易于滑动，或者是僵硬并纤维化，导致出现血液渗入和渗出的现象。心脏必须费力克服这些渗入和渗出，时间一长，就会导致心脏衰竭。

幸运的是，二尖瓣是可以被替代的。直到 20 世纪 90 年代中期，60 ~ 70 岁左右、身体非常孱弱的老人仍然可以进行二尖瓣替代手术。然而，替代后的瓣膜，使用寿命超不过 10 年。克利夫兰诊所的医生发现，病人受损的瓣膜可以修复，并不需要替换。修复瓣膜比进行替换手术对身体的手术规模要小，在之后的恢复过程中，病人的不适应感也会减少。在相对年轻的时候进行修复（也就是在患者心脏病变严重之前进行修复）会大大减少手术的风险。

多亏了克利夫兰诊所的信息表，医生可以将那些实施了替换手术的病人和那些实施了修复手术的病人进行对比。强有力的数据表明，做过修复手术的病人同做过替换手术的病人的身体状况一样好，甚至更好。这些数据刊登在 20 世纪 90 年代的一系列医学研究报告上，为数以千计的病人改变了治疗方式。

到了 2013 年，信息表包含了超过 22 万名病人的数据。克利夫兰诊所每年花费 100 多万美元来维护该数据，并有若干组（12 人一组）员工全职负责该项工作。诊所通过信息表来反映我们治疗的质量，从而向俄亥俄州反馈，还应用信息表来回答患者、保险机构的各种问题，但主要还是用于推动临床研究。基于数据表上的部分信息，2012 年，就有心脏手术的调查学者出版了 111 篇论文、30 个书本章节和 3 本书。这些数据含金量十足，每年接受来自其他克利夫兰诊所分支机构的研究者的使用申请数量就多达 300 余次。

对治疗结果的研究不仅对心脏病病人，而且对临床护理都有非常大的贡献。有一组医生通过对该信息表的利用，设计了针对食道癌的治疗标准框架。他们需要精确了解疾病是如何发生发展的，从而为某个病人提供最好的治疗方法。"直到现在，我们对于食道癌病人风险的估计都是基于猜测，"尤金·布莱克斯通博士（这项研究的主要合作者）说道，"我们怀疑医生所说的内容与生物病理学和人类解剖学是不相符的。我们的全球研究，包括了信息表中的数据，让我们对食道癌的治疗方法进行了彻底的革新。"在不久的将来，医生将能够更好地预测病人在不同阶段病情的发展，指出对病人而言，放射线治疗、手术、化疗，或者其他治疗方法中哪些是最有效的。医生的治疗将不再基于直觉，而是基于客观、严谨的数据。

随着电子病历系统的不断发展，克利夫兰诊所逐渐在信息表的基础上添加新的病人数据。我们还实施了一个叫作"知识计划"的项目，要求病人向系统里输入关于他们的感受以丰富信息。来门诊看病的人，需要填一份表格，并回答一些关于他们疾病和身体状况的问题。随着治疗的推进，他们会被再次询问。所有的这些数据帮助医生了解病人的身体状况。医生可以将病人的回馈信息同他们的观察进行比较，从而了解测试的进展。如果必要的话，他们可以根据这些信息来对治疗进行调整和修正。他们还可以通过这些数据，研究大部分患病人群，以获得有用的研究模型和发展趋势，例如哪些治疗方法是最有效的，从而对病情进行最好的管理。

然而，这仅仅是一个开始。由一些精尖的统计学家、计算机工程师和其他在克利夫兰诊所勒纳研究院的学者组成的一个小型团队，共同进行临床研究来分析数据并编写研究报告。克利夫兰诊所关系网的研究员还能获取 Explorys 上的所有数据和其他工具，来研究和分析大数据，从而获取对病人新的认识。

随着更多的机构使用大数据，医学研究的步伐大大向前迈进。对于某些治疗问题只需要数周或数月来回答，而不需要若干年。医生在制定治疗方案时，只要随时动一动手指就能获取答案。事实上，医生和研究者的界限从来没有像现在这样模糊不清。计算机永远不会替代医生的智慧，但它们会帮助提升医生的能力，并帮助医生实现主动治疗。例如，医师可以通过电脑来提醒病人按时来检查或进行特定测试，而不是等待病人自己来。这是因为，对数百万人进行检测后，发现在该种情况下的某个特定时间节点进行检测才是最有用的。

Explorys 的首席执行官斯蒂芬·麦克海尔说："多亏了大数据，我们可以在很多方面提升医疗水平。我们将会看到医疗服务质量大幅度提高。例如心脏病和糖尿病这样的慢性病将会得到很好的管理，为人类创造更高质量的生活。这是经受了实践考验的医疗案例，感谢信息技术。"

大卫·莱文博士，是克利夫兰诊所的首席医疗信息官，他预测计算机和大数据很快会使医生实现类似空中交通管制一样的功能。由于资源稀缺，医生无法对成百上千的病人进行实时治疗。然而，受益于即时通信技术与数据驱动提供的视野，医生能够立刻知道哪一位病人在什么时间需要什么样的医疗干预和实时监测。科技使得医生、护士和其他人可以在病人突发状况的时候，迅速到达其家中并进行处理。因为移动通信技术，时间和空间不再是问题。医生可以在不同的城市监测病人病情，并在病人需要的时候，基于其他类似病人的治疗经验而给予相应的帮助。

在不久的将来，病人可以在线查询、获取更多有用且准确的关于治疗方式的信息。如今，一位被诊断出患有疾病的患者，会通过网络来查询与自己有关的疾病。他可能会看到一篇学术刊物或者两篇有关最新研究的文章，但是，他无法找到一个可以输入他的检测结果并给予准确回复的网站，比如像这样"如下是可供你选择的治疗方案，同时有数据表明每一种治疗方案有效的概率，并完全与你的个人档案（年龄、性别、家族病史等）匹配"。

这些功能将会得到改变。很快，病人将可以把自己的信息输入"综合型风险测量仪"中，这个仪器使用各种算法来计算该病人实施治疗的综合风险或成功概率，这些都是基于成千上万个类似病人的治疗经验得来的，同时又充分考虑了病人相关的所有细节。克利夫兰诊所已经有了一些在线的风险计算系统。[16]虽然这些系统开发的初始目的是服务于医生，但现在消费者也能够使用了。风险测量仪是未来医疗系统的一部分，由电子病例和大数据进行支撑。

更少的感染，更安全的手术

除了指导临床实践，大数据还能提高医疗健康水平，这些在之前的章节中都曾提到过。为了呈现目前的治疗结果并指出潜在的问题，需要继续更新和提升医疗流程需要的数据。到了2013年，克利夫兰的电子病历能够为医生提供有关治疗流程的整体情况。这是一个新纪元的开始，高质、高效治疗带来的成效是前所未有的。

最终驱动社会进步的是经济。基于医生的治疗数量，并充分考量医生提供的治疗水平，联邦政府已经开始为医生提供补助。政府要求医院提供能反映医疗水平各个方面的数据报告（病人死亡率、感染情况、病人体验等）。在2013年，克利夫兰诊所的政府补助中，有2%～3%是与这些数据密切相关的。在未来，数据应用影响将会更加深远，10%～20%的政府补助将会与此有关。新的奖励措施会刺激个体医生提供更多反映治疗效果的数据，如果不提供报告将会受到惩罚。目前及未来所呈现的趋势正在引领医院通过数据来提供比以往更多的价值。

电子病历将通过收集更多病人的治疗信息而为今后的治疗提供更多的帮助。香农·菲利普博士，克利夫兰主院区的质量和安全主管认为，在没有电子病历或者其他电子信息系统的医院，数据很可能是乱七八糟的。反之，其他医院的电子病历会自动跟踪检测结果，并跟踪其他与病人有关的医疗信息流。据菲利普博士说："如果你不信任自动化的系统，那么你就只能寄希望于将数据手动输入了。如今，一些医院已经可以很好地应付政府在信息上的要求，从而获得政府补助。这些是他们关注的重点。还有其他一些测量标准是无法作为硬性要求的，尽管这些标准也很重要，但不会受到太多的重视。同时，医院也不会花太多时间来回顾、分析数据，并寻找提高治疗质量的办法。这些就成为我们未来发展的重点。"

像许多其他医院一样，克利夫兰诊所开始密切关注相关政府措施的报告，这样做也确实带来了好处。克利夫兰诊所住院部的病人在2013年进行的治疗比10年前更加安全。中心线感染就是一个很好的例子，这种感染与插入颈部、胸腔和腹股沟的大血管中的静脉管和针头有关。感染的后果非常严重，过去有1/4的患者是因为这种感染而死亡的。

因中心线感染而死亡的病人数量正在逐年减少。2009 年，在克利夫兰诊所中，每天平均有 1 000 位患者进行中心线插入治疗，会有 8 例中心线感染的病例出现并转移到重症监护室。仅 3 年之后，就降到每 1 000 位病人中只有 2 例出现中心线感染。

克利夫兰诊所通过正确治疗感染，避免了 2.7 万病人死亡，节约了 18 亿美元的成本。这正是通过收集感染的数据、分析手术中引起感染的关键问题、创造新的操作办法（例如增加橡胶手套的使用，改变插入导管）等一系列方式解决的 [17]。圭多·贝尔戈米，克利夫兰诊所质量改进高级主管主任呼吁说，首先要构建一个综合专业背景的团队，这个团队在重症护理单元中代表医师："我们运用的牵引机制源于我们非常注重提升手术质量，我们的数据也是可视化程度非常高的。那些从事实操工作的人也帮助我们找到提高手术质量的方法。作为团队中的一个角色，我们的任务就是确保我们提交的数据对医师们有意义、有用处，并且非常及时。"放眼全国，在重症监护室的中心线感染自 2001 年以来已经降低了 60%。

克利夫兰诊所已经使用电子病历科技来提高病人的手术安全。在 21 世纪头 10 年，随着克利夫兰诊所加入美国医科大学的"国家级手术质量提高计划"，我们逐渐认识到，虽然克利夫兰诊所的手术死亡率比其他医院要低，但引起并发症的概率比预期的要高。当我们同其他医院的术后病人相比时，发现克利夫兰诊所的病人产生手术部位感染、尿道感染和静脉血栓的风险更高。

数据的收集，让医生可以更深刻、更密切地关注这些变化。哪些手术会引起更高的并发症？哪些并发症发生得最频繁？哪些病人最先感染？这些问题的答案将成为改善方案，在接下来的手术中，手术部位的感染和尿道感染也将大幅度降低。

全方位提高医疗质量

可靠的数据是前提条件，但最大限度的数据挖掘还需要提升数据质量，并且加强文化认知，这种文化正是克利夫兰诊所不断坚持塑造的。克利夫兰诊所有一个完整的机构，也就是质量和患者安全机构，这个机构进行编译和分析数据的工作，从而帮助组织不断进步。该机构旗下的部门都以减少病人感染、减少病人风险、收集并管理数据、提高病人治疗质量为工作宗旨。大部分克利夫兰诊所的医院都有专职团队来负责健康和感染控制，并且每一个专项疾病小组都有一位医师来担当质量控制官的角色，与质量和患者安全部门对接。

另外一个例子也可说明大型、由医生运作的医疗集团是如何与众不同的。虽然让医生管理者从医治病人的核心工作中转移部分精力出来会增加成本，但克利夫兰诊所还是进行了这种转变，因为这样才能更好地体现它的基本宗旨——患者至上。"现在最大的问题是，我没有精力和时间去了解由我们研究所的质量办公室发起的所有工作，"质量和患者安全办公室主任香农·菲利普博士说道，"我会提出一些质量指示的要求，然后研究所的医师查看数据并分析，进行优先调整并改进。当我们需要在研究所范围内推动质量管理工作的时候，我再参与其中。我会将我们取得的成果在克利夫兰诊所范围内推广开来。"

研究所的架构极大地提升了克利夫兰诊所的安全和质量水平。传统的医院也许很少会出现不同的部门参与同一个特定的手术或治疗同一特定疾病的情况。这些部门收集不同的数据，也采用不同的报告方式，他们也不会聚集在一起进行数据汇总。

在过去的几十年，克利夫兰诊所已经将其数据扩展到所有的诊所。随着众多研究所的成立，每一个研究所每年都负责收集并报告数据。研究所的组织架构使收集特定疾病的治疗数据的想法变得切实可行。这些信息有助于明确急需提高的地方，并制定相应的解决方案来改善治疗方式。

这项工作的汇报部分至关重要。如果一个组织畏首畏尾地隐瞒这些数据，又有什么好处呢？几十年前，克利夫兰诊所的心脏病专家就准备通过信息表为那些需要治疗心脏病的医生提供数据。他们每年都照例这么做，其他医师也开始向他们要数据表的复印件。于是他们设计了一个涵盖这些信息的小册子，并分享了克利夫兰诊所死亡率和并发症概率的信息，与业内人士和全国其他研究机构的人沟通。对克利夫兰诊所来说，利大于弊，在生死攸关的时刻，希望可以集思广益，寻找到更好的治疗方案。其他研究机构也联合起来，贡献它们自己的数据，授权使克利夫兰诊所能够查阅它们在其他领域的数据情况。这是生命质量与安全革命性的变革。

目前，所有克利夫兰诊所的病人每年的治疗结果已经编撰并出版成书，每年印刷 5 万本，分发给医生和其他相关人员。这在医疗领域（或其他行业）是前所未有的。每一本书都包括了医疗服务和手术情况，涵盖病人数量、治疗结果和死亡率。还包括了对比分析数据，以及治疗方法改革的描述、克利夫兰诊所的医生和研究者的出版物清单，还有其他研究所认为会有帮助的医师及机构的信息等。这些数据包括患有某种特定疾病的患者在医院停留的时间、经过各种治疗后病人可以存活的时间，以及病人等待器官移植的时间。实际上，克利夫兰诊所自愿提供这些完整的医疗记录，即使最后的成果并不一定足够完美。

有了数据的强有力支撑，研究所能够在医疗标准化（随后取得提升）领域迈出一大步。之前的章节提到的医疗路径都是基于数据收集，并在研究所内部发布。因为治疗特定疾病的医生联合起来收集并出版他们的数据，也正因为这些信息都在他们的手边，从而他们可以寻找更多的机会来提高治疗水平。他们做出改进，同时随着时间的流逝，过程和结果也都会得到改善。

有时，某些特定的改变会产生重大影响。例如，过度治疗是医疗成本攀升的主要原因，有太多的病人接受过毫无意义的治疗。避免过度治疗，需要医疗服务提供者寻找更好的方式来筛查病人，从而保证适合某种治疗方式的人得到这种治疗，而不适合这种方式的人可以寻求其他有效的治疗方法。

克利夫兰诊所的医生应用这种思路来治疗中风。对于脑血栓引发中风的病人，采取的治疗办法是用导管插入并清除脑中的淤堵，这种方法有点像清除心脏血管淤堵的血管成形术。这项技术只在一些病人身上有用，而对于那些有过多次中风的人则无效。沙札姆·侯赛因博士是"克利夫兰诊所中风计划"的发起人，也是脑血管中心的重要成员，他和他的团队开发了一个治疗脑血栓引发的中风的方法。通过研究以往病人治疗结果的数据，他们发现对那些多次中风的病人来说，清除脑血栓的方法是无效的。通过对患者进行 CT 机扫描，发现这并不能获取到患者病情严重程度的信息，于是他们增加了其他的诊断步骤：对病人进行核磁共振检测。

从"知识计划"和其他渠道获取信息，侯赛因博士和他的团队仔细分析结果。"可以想象我们有多兴奋，"侯赛因博士说，"我们减少了一半的手术步骤，但是我们的手术效果却获得了持续的提高。"电子病历对这项突破贡献巨大。"在治疗过程中我们不断丰富数据，医疗工作者在不同的阶段输入数据，例如检测结果等，都自动进入电子病历系统内。作为一个团队，我们可以基于这些数据来开展工作，评价我们治疗中风的成效。在此之前，我们的治疗方案都是凭借直觉的，有点冒险，要么有效，要么无效。如今，我们有了可靠的数据，团队对数据展开一个月的基础研究。与此同时，我们从中风治疗的各个维度展开工作。"

变革将永远持续

美国的医疗健康系统无处不在，但这似乎还不够。在过去的几十年，数字科技已经彻底改变了无数的行业。虽然美国的医疗行业受到数字科技的影响相对较晚，但收获却是相对巨大的。在克利夫兰诊所，电子病历将整合内部相隔甚远的不同部门，使关于质量、安全和病人治疗过程的统计数据都能涵盖其中。在全国范围，电子病历提供的大数据带给医疗研究者史无前例的视野，他们可以像鹰眼一样纵观全国的医疗健康，从各个维度追踪疾病的发展趋势。医院的服务水平也开始提升，医师也更加基于现实的数据来进行治疗决策，而不是单凭直觉。

这项革命必定要持续进行。联邦机构可以推动所有的医疗机构来监测自己的业绩并不断提升，它的主要措施是向更高价值的医院提供资金支持。政府还需要鼓励更多的医院和医生将他们的医疗实践数字化，从而帮助建立一个统一的标准化电子病历系统，这样一来，所有的系统都可以互通互访。

病人必须保持信息畅通。曾几何时，诊断和治疗的结果是在黑匣子中形成的。病人无法了解自己的医疗记录。X射线诊断结果被束之高阁，病人无从查阅；而对于医院的医疗情况、病人数量和死亡率等，即便医院有记录，也都无从知晓。在今天，病人可以获得更多这样的信息。一些医院和医学中心逐渐体会到了这种趋势的好处，其中最棒的就是，他们意识到病人了解得越多就越愿意参与自己的治疗过程，从而得到产生更好的结果和体验。生了病并且需要救治的患者不仅应该多花时间研究自己的身体状况，也要考虑潜在的医生和医院的医疗水平。他们还应该充分利用新技术带来的机遇，充分了解自己的身体以及自己接受的治疗。

医疗健康的历史已经发展到快速进步的阶段，医疗中各个方面都可以通过群体性特征来反映。下一个阶段就从现在开始。现在的技术可以帮助我们创建一个全国的电子病历系统，这将会把医疗健康带入一个全新且无比强大的新阶段。全国医疗健康改革将不仅仅是构想的蓝图，更是可以实现的。

21 世纪，医疗变革势在必行

　　未来医疗领域的变革者会是谁？关键是，谁会领导这场变革？变革会发生在什么领域？最后一个问题的答案不仅仅是满足好奇心，它还将影响未来几代人的健康发展。

　　医疗革命的发起者要有智慧，要专注，甚至在专心工作时达到忘我的境界。梅森·索恩斯医生就是一个很好的例子。这是一位很有智慧的心脏病专家，他在 1956 年发明了冠心病血管造影技术，从而开创了冠心病血管重建术的现代新纪元。冠心病血管造影技术使医生能够看见引起胸腔疼痛和心脏不适的血管淤堵情况。索恩斯医生在研究不顺利的时候会变得很情绪化，也不热衷于参与其他人的活动。然而，他又乐于和年轻的同事分享新发现。

　　索恩斯医生和一位年轻的外科医生雷内·法瓦洛罗是好朋友，这位外科医生在 20 世纪 60 年代初期从阿根廷来到克利夫兰诊所，学习正在发展中的心脏病手术。法瓦洛罗刚来的时候几乎没有什么钱，也没有本地的朋友，但对医学探索极其渴望。令他没有想到的是，外科手术领导很愉悦地接受了他，并鼓励他充分利用克利夫兰诊所的资源来学习和探索。

　　法瓦洛罗和索恩斯将时间都用在了仔细钻研冠心病血管造

影术的 16 毫米胶片上。他们对冠状动脉疾病采取了新的手术方法——切断血液动脉淤堵部分的动脉，用身体其他部位的血液导管替换，从而解决堵塞问题。法瓦洛罗医生在 1967 年出版了第一本冠状动脉搭桥手术的书，这个手术方法成为全世界最广泛应用的方法。法瓦洛罗医生是个热心、有思想、充满了人性关怀的人，他原本可以长期留在美国，通过他的声誉和手术专长获得大笔财富。但他回到了阿根廷，投入大量财力建立自己的心脏病诊所，将他在克利夫兰诊所的所学带回了阿根廷，服务于阿根廷人民。

另一位克利夫兰诊所的临床医生、研究者，也是潜在的医疗变革者——斯坦利·哈森医生，在过去的 10 年里，在心脏病的研究领域也做出了巨大的贡献。他写过超过 200 篇关于动脉粥样硬化、氧化、炎症和心血管疾病的专业文章、评论，还出版了图书。2012 年，美国国家心脏、肺部和血液研究所为斯坦利·哈森医生筹资 470 万美元，作为研究新型治愈心脏病方法的资金支持，因为心脏病目前仍然是美国的头号致死疾病。

投入这笔资金是正确的决定。2013 年，斯坦利·哈森医生和他的同事威尔逊·唐医生，向全国发表新闻声明，他们发现了不为人知的引发心脏病的原因。他们不是通过检测心脏，而是通过检查肠道发现的：在肠胃中，有数十亿的特定细菌以人类的食物为养分，而这些细菌在人类的消化过程中扮演重要角色。哈森医生了解到肠胃中的某些细菌以肉碱为食，肉碱是一种自然产生的生物化学复合物，通常可以在红色肉制品和蛋黄中找到。随着这些细菌食入肉碱，它们会排出一种叫作氧化三甲胺的酶类排泄物，这种排泄物会流入血液。氧化三甲胺会降低 30% 的胆固醇含量，同时也容易导致胆固醇在心脏内动脉的堆积，由此大大增加了心脏病的发病率。这些细菌和氧化三甲胺之间的关联解决了这个困惑：为什么我们食用瘦肉或者已脱脂的红色肉制品，却仍然容易引发心脏病。

哈森医生发现：在人们停止食用肉制品或动物类食品（成为素食主义者）时，这种以肉碱为食的细菌就会自然消亡。如果一位素食主义者决定吃一个热狗或者一个鸡蛋三明治，食物在他体内不会有什么危害。但如果他有食肉的饮食习惯，那么毫无疑问，这些细菌将会重新出现，会再次带来心脏病的风险。

这些发现告诉我们，在日常生活中不吃肉制品和鸡蛋是预防心脏病最有力、最节约成本，也是最没有被充分使用的方法。但即便这个方法能让人们远离手术台，也很少有人能认真对待并采取这种预防方式。因此，我们需要探索新型抗生素，可以选择性地消灭那些以肉碱为生的细菌，使人们在食用肉制品和鸡蛋的过程中不产生氧化三甲胺。在实施之前，我们要进行一项心脏动脉疾病的预前检测，检测的指标是血液中的氧化三甲胺数量。但在此之前还有很多工作要做。

一个正在逼近的创新危机

过去的一个世纪，我们在医学领域取得了举世瞩目的成就，但是如今，医疗革命正面临着重大挑战。在医疗领域平均 13 年会发生一次革命，会建立一套新的主流标准。时间的过度滞后可能是导致发明家申请更少的药物或医疗器械专利的原因，也正因此，能供应给患者的更好的医疗产品也不多。具有讽刺意味的是，这种申请专利数量下降的现象发生在实验室及科学调查蓬勃发展的知识大爆炸时期。正如美国 FDA 的一篇报道所述："当基础生物化学知识以指数速度增长的时候，核心科研与临床应用之间的鸿沟才能被跨越。"[1]另一位观察家也评论道："医学院中心有很多好的想法，关键是找到有效的方式将这些想法剥离出来。"[2]

有一个鼓舞人心的消息。正如我们之前讨论的，大型、由医生运作的医疗集团通过采用电子病历的方式不断促进变革。一些围绕着医疗实践变革开展工作的先进学术医疗中心将会走得更远。那些只关注传递知识的传统医学中心，现在变得更注重市场——一种将医疗进步带入临床的最重要渠道。医学院正在帮助医生将日常实践中产生的革新技术专利化并且商业化。他们识别临床需求，克服医疗革命的障碍物，围绕有前景的突破领域的战略来开展商业活动。医学中心甚至会给医学院重新配备设备来生产革新产品。

克利夫兰诊所的这些医疗变革在 20 年前是无法想象的：

- 更有效地治疗糖尿病。

- 手持扫描器可以检测皮肤癌。

- 预防乳腺癌的疫苗。

- 在不影响周围健康组织的情况下用纳米粒子锚定癌细胞。

- 治愈脊椎受伤的潜在治疗方法。

- 使用温和电脉冲来缓解头痛的医疗器械。

这些都是一家机构取得的成就。随着这种势头向全国范围扩张，未来的基础研究将取得巨大进步，将会有大量全国范围内的有效数据被立即使用。新型治疗方法对病人生命质量的影响在两三年就会见分晓，而不用等待 13 年。数百万计的病人将从未来诸多的治疗方法中获益，这些方法在今天是无法预测的。

革新和它的敌人

只提出一个想法并不是革新。这个世界充满了想法，但是并不会引领人类进步。革新是指已经实践了的想法。想法和革新的区别类似于科学和技术的区别：科学好比想法，而技术好比实用性；科学树立真理，而技术解决问题；科学进行试验，而技术进行调查；科学是普世的，而技术是针对某些特定情况的。只有一个想法不会让一个人成为革新者，就好像虽有画笔在手也不能让你成为画家。正如一位革新顾问詹姆斯·邦尼说的："革新是将知识和想法转化为福利和收益，这是公共福利的商业应用。"[3]

不幸的是，革新的敌人力量非常强大。最大的敌人之一就是过分尊重传统。几个世纪以来，医学是最受传统束缚的行业之一。我们必须推翻先例进行观察。无论做的工作是否有成效，一代代的医生都在重复同样的手术方法。即使是今天，医院管理者还会严格捍卫医院的传统做法，他们会习以为常地说："我们就是这么做的。"或者说："我们的前辈就是这么做的。"

另外一个革新的敌人就是已有的成就，这点很有讽刺意味。如果一个东西没有出现问题，为什么要修补它？有了这样的思维定式，医生通常会高估已知的东西，而低估需要被发现的东西。1873 年，维多利亚女王御用的外科医生约翰·艾瑞森声称："就算医疗实践方式可以被修正和改变，甚至是被提升到一定的水平，外科手术也已经发展到它的极限了。"他说："外科手术已经不存在发展的空间。"这是多么可怕的谬论！外科手术的革命从未停止过。以冠状动脉搭桥手术为例，它是基于疾病机制的新知识与影像技术、麻醉技术与体外氧合技术的进步而共同发展的。这样类似的例子在外科手术领域随处可见。

革新的第三个敌人是传统的医学教育方式。传统的医学院需要学生积累大量的医疗知识。更多的时候，学生学习这些知识是为了应付考试，而不是去实际应用它。毕业后，医院还要提供额外的医疗培训。这些毕业生被认为是资力尚浅的医疗领域的未来之星。

革新的第四个敌人是削减成本的压力。在过去，医生和病人都理所当然地认为，医生会尽可能地做任何事情来帮助病人恢复健康。然而，如今在这样的经济环境和医疗改革环境下，医生必须衡量治疗成本，承担盈利压力。现代医疗下的一些病人需求已经超过了社会的支付意愿，这是当今每一个重大医疗问题的核心所在。

医学研究中心加速发展

为了发动医疗领域的全速革新，我们需要克服以上四个方面的阻力，在研究院层面构建医学研究中心的核心能力。像克利夫兰诊所、梅奥诊所和约翰·霍普金斯这样的医院，以治疗、研究和教育紧密结合发展的模式而闻名。这些都是医疗基础建设的无价之宝，是革新者的天堂。

在医学研究中心，病人的治疗数据驱动着研究。研究产生的理论又驱动革新。最有价值的是，革新者和医疗技术的终端使用者是以同事关系而非以客户关系被强力联合起来的。这是一个从基础研究到临床试验的完整信息反馈，这也是从学校教育到毕业后教育的必经过程。这一切的中心都是为了患者——所有工作灵感来源的主要受益者。

最理想的状态是学术医学研究中心由强势的创新文化统领，在这种文化下，合作、风险、开放和分享都是基本准则。各类想法百花齐放、相互激发，新观点的存亡完全取决于能否应用于实践。

克利夫兰诊所拥有卓有成效、严格且富有灵活性的革新文化，从某种程度上来讲，从建立之初，创始人就为克利夫兰诊所注入了创新文化因子。创始人坚信，只有在这家新诊所里积极地开展医学研究计划，才能为病人提供最好的医疗服务。1921 年，他们达成一致，要将每年 1/4 以上的净收入投入医疗研究和贫困病人的治疗。后来，这个比例不断提高，在 1928 年，董事会同意为医学研究建立新的大楼。

克利夫兰诊所的所有创始人都投入了医学研究，其中乔治·克莱尔是最强的倡导者。他坚信，实验室的发现为现代临床实践提供了最重要的科研基础。在调查研究中，他写出了有关肾上腺素分泌和生理压力关系的论文。20世纪，克利夫兰诊所的研究和改革蓬勃发展。从克利夫兰诊所的诸多医学"第一"中就能知道它在过去的岁月当中取得了无数医学上的突破，下面这些只是其中的一小部分：

- 第一例咽喉切除手术（1920年）。
- 第一例成功地在不同人之间进行输血（1920年）。
- 隔离了血管紧缩素和5-羟色胺，这是治疗高血压的关键（1940年）。
- 第一例腕关节综合征识别，并开发了相应的诊断办法（1951年）。
- 首例"停止跳动的心脏"心脏复苏手术（1956年）。
- 冠心病动脉粥样硬化的发现，这使得现代医疗干预手术成为可能（1958年）。
- 证明肾移植手术的可能性（1963年）。
- 出版第一本有关冠状动脉搭桥手术的书籍（1967年）。
- 在大脑绘图中确定癫痫发作的关联位置（1970～1980年）。
- 第一例成功的咽喉移植手术（1998年）。
- 第一例分子级的甲状腺测试（2008年）。
- 第一例接近完整的面部易容手术（2008年）。

所有研究所的医学领袖都需要具备强烈的求知欲、承担风险的能力和创造力。正如其他革新思想的温床一样，克利夫兰诊所总是很包容"叛逆者"——那些对现状不满的人往往会寻找更好的办法来解决问题。除非组织给予成员从错误中吸取教训的机会，否则没有任何组织可以取得成功，克利夫兰诊所对失败的容忍度非常高。正如温斯顿·丘吉尔能够像所说的那样，"虽然屡战屡败，却从未丧失激情"。

第2章中提及的一个例子能很好地说明这一点，医生们经过多次失败，最后终于找到了有关血压问题的解决方案。在接受了心脏手术后，患者血压会毫无征兆地达到峰值，这会导致中风、出血、血管缝合的地方破裂等其他危险的后果。氰化钠硝酸盐能够有效地降低术后血压，但是如果没有及时输入适当的剂量就会引起病人血压暴跌，导致新的危险发生。如果有一种医疗设备可以监测病人血压的峰值，并自动管理适当的剂量，那么就能很好地解决这个问题。

我和克利夫兰诊所的一位生物医学工程师约翰·皮特医生讨论过这个想法。约翰·皮特医生和我购买了一台个人电脑，开发解决药物输入问题的应用程序，它精确地运行了 15 分钟。

然后，失败了。

于是，我们重新画图板，思考出其他解决方案。这次，它运行了半小时。

然后，又失败了。

我们又进行了一次有意义的尝试。这一次，它整整运行了 1 个小时。

然后，再次失败。

我们花了一整年的时间天天熬夜研究，在我们的方案形成之前我们都会反复斟酌。1989 年，我们在 180 例术后病人身上进行了测试，在医疗试验中我们不断取得进步。我们结识了一位专利律师，成立了生产这种医疗器械的公司，获得了一定的收益。有一天，我走进首席执行官的办公室，给他看我们的第一张支票。这张支票是 5 万美元的，这比当时许多人的年薪都多。这个案例让组织管理者看到，如果从业务的角度合理管理医疗创新，就可以从经济上及临床上支持机构使命。

这个故事告诉我们，不断地尝试新事物才能取得成功，当然，这也可能带来一连串的失败。失败是生命的过程，而新的想法最终会出现，这些都是值得的。

除了鼓励承担风险，克利夫兰诊所对员工还很包容，并鼓励创新。我们鼓励创新的一个方式就是每年给予 5 万美元的奖励，这个奖励是以梅森·索恩斯医生的名义颁发的，用于鼓励那些在特定领域取得卓越成果的医生和科学家。最近的获奖者是一位年轻的血管手术外科医生罗伊·格林伯格，他将医学影像应用到了外科手术当中。

格林伯格医生是一位专注于治疗动脉瘤的医生。大动脉是人体中最大的血管，从心脏流向盆骨。因为疾病或遗传的易患病体质会降低大动脉功能的完整性。一旦发生这样的情况，大动脉就会逐层裂开（主动脉夹层），或者肿胀得像气球一样（主动脉瘤）。动脉瘤如果快速增大，将会导致致命的后果。格林伯格医生的工作，就是帮助数千名有这样问题的病人避免进行大手术也能存活下来。

格林伯格医生是治疗动脉瘤血管内支架植入术的关键开发人员。正如之前所说的，支架植入是将可折叠的线绕成圈，再用合成纤维盖住。他们通过血管滑向动脉瘤。然后，环状物扩大成为管状，锚定在健康组织上面，以阻断病变的部分。一旦它们到达指定位置，病变的组织就会消亡，血液就能顺畅地流向四肢了。

早期的血管内植入支架又长又直。血管如果是直的，它能运行得很好，但是一旦遇到分支弯曲的血管，这个方法就不管用了。格林伯格医生发明了支架植入术来应对这些难以治疗的区域，例如拱形的动脉（心脏部位），还有流向腿的动脉部分。

较为复杂的是，分支血管需要特别的支架，这种支架有一个"窗口"，或者说一个小洞，这样临床医生就能够粘贴更小的支架。格林伯格医生发明的窗口和分支支架是可以针对病人的情况而定制的。他实验室的抽屉里面装满了这些器械，看起来好像很多小树根。这些分支的支架使治疗各种曲折的动脉血管成为可能。最为理想的是，某一天，外科医生能够选择一个专门的供应商来进行更广范围的标准化应用。

目前及以后潜在的植入性支架会节省医疗成本，使病人获得相应的舒适感，同时这也是外科手术的未来。目前治疗主动脉瘤的黄金准则是停止心脏跳动，将血液从心肺分流而进行大手术。如果血管支架植入术可以改善常规外科手术的结果，那么它将是彻底改变血管组织手术和其他疾病治疗领域的革命性方法。

在血管修复的过程中，格林伯格医生始终坚信自己，抵制各种质疑、批评和现有治疗方法的敌对声音。正如他所说，当他第一次来到克利夫兰诊所的时候，大家都嘲笑他在实验室为动脉分支而努力工作。虽然他的方案在 2001 年后蓬勃发展，但他仍在血管支架修复领域继续钻研以解决新的挑战。

格林伯格医生的血管支架植入术，使克利夫兰诊所在该类疾病的死亡率减少了 10% ~ 20%。治疗的病人范围逐渐扩大，有的是进行血管修复的患者，有的是不能承受传统手术的老患者。这不是在地下室或者车库就可以带来的创新，这种关键的创新是需要技巧和经验的，这项手术的复杂程度需要应用计算机技术来协调整个克利夫兰诊所内的医疗资源。

边缘革命

格林伯格医生的研究成果其实是一个很简易的机械装置：能够放在病人手掌上的，由线和布料做成的导管。很显然，革新的影响不是由机械装置元件的数量来衡量的。激发革新的因素也是很难预测的。有一些革新是由隐喻的观点和一些手术中可以感知的类似性和相关性逐渐形成的。例如，肾透析器械的发明者威廉·科尔夫医生，在克利夫兰诊利用普通的家用洗衣机开发了一系列器械。多年之后，我发明了在心血管修复中使用的医疗器械，这也是由一个老式的刺绣箍环激发出来的灵感。

故事是这样的：在 20 世纪 80 年代，手术治疗心血管，要么是使用有机血管，要么是使用猪身上的血管。在血管外围形成一个环，但是这个环随着心脏跳动运行得不是很好。

　　我认为，在进行修复的时候，无论二尖瓣阀门周围发生什么情况，都应该采用柔性材料，这样它们被紧紧缝合的时候才不会发生褶皱。在多次尝试失败之后，我想到了一个适合缝合的工具——一个刺绣用的箍环。这种箍环通常是用羊毛制成的，上面打了一个结。缝合的人用针线紧紧地来回缝合。然后，当把箍环拿掉后，剩下的就是不会产生褶皱的刺绣。我意识到在心脏手术过程中，可以放入一个用布料包裹着的固定器，用缝合线紧紧地缝合布料，然后拿掉这个固定器。这样就获得了一个柔性的、可以随着心脏跳动而移动的环了。自那以后，这个产品已经在世界各地的手术室使用。它有两个并列的概念（心脏手术和刺绣），这两个词通常不会在一句话中同时出现。

　　在我 30 多项专利中，大部分都是由环状物体激发的灵感，这都是手术之外的事物，这就是产生创新的地方——在边缘地带，发生了原则的碰撞。

　　大型机构都希望新的革命可以丰富概念，人们可以跳出现有的理念，得到更大的发展。感谢研究院的架构，使克利夫兰诊所成为一个不断有自然创新发生的地方。总有很多学科频繁地进行突破。

　　例如发生在内分泌科中最顶尖的减肥手术，还有心脏病专家最近讨论得最为热烈的糖尿病领域，他们想设计糖尿病和减肥手术的高效研究方案。早期研究显示，糖尿病病人接受了减肥手术后，他们的症状会迅速减少，而下降得更快的是他们的体重。多学科三人工作组对比分析了2 型糖尿病人（成人发病型糖尿病）肥胖患者。其中一组人接受最优医疗管理（OMM）的治疗，另一组接受 OMM 治疗的同时，还接受了一个叫作袖状胃切除减肥手术。

　　研究结果公布在新英格兰的医学周刊上，表明传统医疗方法会改善病人的身体状况，但是减肥手术结合 OMM，能够直接消除病人的糖尿病生化标记物。这是一项重大发现。对于所有医疗实践而言，这是治愈糖尿病的方法。最近克利夫兰诊所的研究者正在招募第二阶段研究的病人志愿者，通过实验来观察胃分流术的效果，但是这次还要探究减肥手术是如何影响病人心脏病发作的风险和导致死亡的。

格林伯格医生的血管技术研究也是一个体现跨领域合作的好例子。在这个例子中，血管手术、大动脉医疗、心脏手术的应用方法都有体现。没有哪一个专家可以在这个领域单独进行研究。进行血管手术和心脏手术，需要有心脏专家、放射科专家及富有经验的支持团队。越来越多的专家聚集在一个共同的领域进行工作，这个领域从未被探索，也从未被争论过，这就是"创新区域。"

这个创新领域不会受限于时空，或者地理区位。互联网给我们提供了进入各种想法和信息世界的免费通道，但即便是互联网也取代不了"创新之旅"，代替不了去陌生的地方激发新想法的过程。任何一个领域中有抱负的人都需要关上笔记本电脑，离开椅子，去新的地方见一见那些以不同方式做事的人，这样做或许会更好。

我已经在全世界展开过约 20 次的创新之旅了，我拜访了其他的机构组织并学习了它们的最佳实践。1996 年，我拜访了斯坦福大学医学院，考察了他们在心脏瓣膜手术方面的进展。当时的心脏瓣膜手术需要通过切口长达 1 英尺的开胸手术来进行，这种开胸手术需要切开胸骨，并通过医疗器械把胸骨和肋骨分开，这样才能露出心脏。我离开斯坦福的时候抱着这样的想法，或许能够通过更小的切口来进行手术。我在实验室潜心钻研了 8 个月，发现了一个可以进行微创手术的方法。为了确保各地的医生了解这项技术，克利夫兰诊所团队连续做了两个微创瓣膜手术，并通过视频传输给全球 40 个城市的 4 000 名手术医生。

每个领域的医生都需要进行创新——去到其他国家，探索新技术，拜访医疗机构，并对他们的工作形成新的认识。作为 CEO，我每年都参加瑞典的达沃斯世界经济论坛。我不断学习，与世界保持联系，和各个领域的领导者分享交流，包括科学领域、产业领域和技术领域。在最近的一次旅行中，我和两位信息科技电力集团的最高长官探讨有关未来的大数据话题：如何将它们组合在一起并为我们所用。我了解到全球90%的数据都是最近两年收集的。我们聊到了一位首席信息官，他在IT技术框架下分析这些数据并把这些信息应用于实践。这次谈话使我深思，我确信这样的做法会对克利夫兰诊所治疗病人有很大的好处。

克利夫兰诊所欢迎那些进行创新之旅的人来到医院。每一周，我们都乐于接待来自世界各地的执行官和医疗机构领导，他们有的来自中国、印度和南美洲。不久之前，一组来自俄勒冈州波特兰市的60人团队，到克利夫兰诊所了解医疗情况。克利夫兰诊所的工会带领他们参观了医院的大厅、导尿管实验室，给他们展示整个院区的机械运输系统。这使参观者们眼界大开。"这真是太出乎我的意料了。"有一个人说。这就是旅行的意义，去遇见意想不到的事情，摒弃过去的偏见，带着新视野回到家乡。

将革新带向市场

开发合理、可行的医疗技术仅仅是创新的一部分。创新其余部分的工作是缩短从技术发明到全国、全球医生使用该技术的时间。当前，技术从实验室到普及应用需要滞后13年。

宣扬产品的功效并使产品的服务迅速在人群中传播开来的最有效方式是：将创新带向市场。商业激发了创新，带动新产品快速发展。拥有权和所属专利的意识使组织能够保持最高的质量和安全标准。商业企业可以以最快的速度开发并将产品销售给最需要的人。

克利夫兰诊所的几代先驱都抵制医疗技术商业化的诱惑。例如索恩医生和瑞内医生，就没有将自己的发明申请专利，也没有交给能够进行商业孵化的企业。克利夫兰诊所可以通过索恩医生的导管赚取数百万美元，还可以通过瑞内医生的 C 型手臂（一个医疗影像诊断设备，包裹起病人的搭架，形状好像字母 C）赚取更多的钱，但他们都没有把自己的技术商业化。医疗组织并没有能力将这些革新想法转化成市场化产品，这需要外部合伙人，深刻理解这个发明的重大意义，也愿意冒险投资。所以结果导致许多发明被冷落或者闲置。许多发明者看到自己的观点被别人应用，在质量和安全上并不是十分严谨规范。许多大学和研究机构因为支持资金的流失而无法达成愿望。克利夫兰诊所直到 1982 年才申请了自己的第一项专利。

　　幸运的是，商业化的阻力正在逐渐消失。为了将革新带向市场，克利夫兰诊所和其他医疗学术中心已经新增了技术转化部门。该部门由专利律师、工商管理硕士和其他专家组成。他们将科学家和医生的智慧转化为产品，并进行生产和销售。考虑到如今市场的复杂性，医生需要那些懂得商业运作的人，这些人可以把医疗产品带给有需要的人群，并为之服务。即使学习并接受过培训，也很少有医生和科学家对产品开发、专利法、资本市场、生产和设备管理等有深入的了解和认识，他们也不期望这样。同商业运作的专家一起合作，这些医学专家就可以专注于治疗疾病。

　　克利夫兰诊所创新中心（CCI）负责医疗技术转化相关的工作，诊所的 3 000 名医生和科学家共同组成创新发明的审查团队，进行调查，决定创新是否适合商业化，或办理执照和专利，围绕这些技术设立公司。CCI 有各领域的专家，包括行政官、联合投资者、商业孵化专家、投资基金专家、技术转化支持人员等。CCI 已经有能力组织复杂的综合背景工作小组来进行临床前的测试。将商业资源集中起来，专注于开发新的诊断方法、软件、医药、医疗器械和有益于病人的技术，这些才是至关重要的。

克利夫兰诊所诊所革新中心在过去的 10 年已经成功申请了 30 项专利，还有 1 700 多项在等候受理。它孵化了 55 家初创公司，它们中近3/4 的公司获得了风险投资——目前为止共计 6.5 亿美元。2012 年，CCI 申请了 38 个新的商业执照，孵化了 7 家初创型公司，产生了 278 个新发明。CCI 投资组合的公司分布在各种医疗器械、医药和医疗信息化领域。这些公司开发的新技术会拯救很多人的生命，将医疗领域的边缘无限延伸。在克利夫兰诊所内部，CCI 已经创立了一个由合作者共同成立的团体，在组织内的各个领域引领创新。系统内的医疗工作者和创新组织中的人员关系都很融洽，包括医生、护士、研究者和管理者等。

克利夫兰诊所 CCI 创立的公司涉及人工心脏、心脏组织再生、新市场的实验室测试。除了心脏领域的相关创新，下一个重大的领域便是脑部健康，尤其是针对神经衰弱和行动失常的治疗。克利夫兰诊所在多发性硬化症（MS）领域有很强的研究和治疗历史，多发性硬化症是一个关于神经系统的慢性疾病，针对它的治疗方法还很少，且很难治愈。

多发性硬化症是一种顽疾，根据严重程度等级不同而有多种程度的症状，从四肢麻木到失明再到几乎完全瘫痪。有时它会带给病人很严重的影响，有时这些症状会消失。似乎没有人有过相同的多发性硬化症治疗经历。

研究多发性硬化症的科学家将该病症分为自发疾病和非自发疾病。其中，自发疾病是由于身体的疾病免疫系统开启引起的，非自发疾病是由于最重要的神经退化、失常引起的，基因因素和环境因素同时产生作用。这个疾病影响了世界范围内 210 万人，近乎 2/3 是女性。[4]

多发性硬化症病人需要的是对自身疾病和有效治疗方法更多真实的了解。克利夫兰诊所米勒中心是这项工作的前沿阵地，它是世界上最大的多发性硬化症研究和治疗机构。近些年，米勒中心最重要的基础科学研究突破都发生在多发性硬化症领域，产生了一些很有潜力的新型药物治疗方案。有许多专家加入了这个组织，例如布鲁斯·特拉普医生，他是克利夫兰诊所研究所的神经科主任。

作为其所在领域的先驱，特拉普医生已经发明了许多关于多发性硬化症的研究工具——开展基础工作、测试及治疗的方法论。2009年，他和克利夫兰诊所CCI共同成立了一家公司——雷诺神经公司，将他独特的研究技术和方法论转化为在世界范围内可以应用的工具。

特拉普医生和多发性硬化症研究者发现，致病因素会猛烈地攻击髓鞘，这个保护鞘从外界隔离大脑中的微观神经纤维，有点类似橡胶鞘隔离电路的方法。多发性硬化症是因为神经纤维受到攻击，破坏了神经信号路线，从而影响了身体。到目前为止，较普遍的治疗方法是阻止或放缓髓鞘的破坏速度。布鲁斯医生采用不同的方法，他们的研究主要集中在恢复失效的髓鞘——这显然是个巨大的挑战。

雷诺公司的商业模式是通过与外部研究者进行技术合作，使外部专家可以自由使用特拉普医生发明的科技专利，加速多发性硬化症新药物的发明。医药公司将它们的新药物（修复损伤的髓鞘）交给雷诺公司进行检测，来确定该药物是否能够在脑部产生新的髓鞘。雷诺公司发现可以通过其他复合物来帮助恢复失效的髓鞘，以测试实体神经元的生物模型，它是唯一提供这项医疗服务的实体机构。[5]

雷诺去年扩大了机构规模，收购了一家很有实力的3D电子显微镜公司。之前，只有大学和医疗学术机构有这种规格的显微镜。独立研究者很可能需要等待数月或者数年才能用上这些设备。雷诺是第一家提供这类设备的商业化公司。雷诺的CEO萨迪仕医生说："随着雷诺的推广，医生更容易获得并使用3D电子显微镜，我们相信生物研究者可以观察纳米级的研究单元，从而带来前所未有的新视角，不仅有助于基础研究，还有助于医药发明和其他应用。"[6]布鲁斯医生相信，这种电子显微镜可以重新定义对大脑和其组织的认识。他期待这个设备在大脑神经单元的进一步应用，正如人类基因被编码那样，这个领域叫作"连接元子"。

雷诺同样在努力开发多发性硬化症药物，设立独立的公司。到目前为止，雷诺正全力将其掌握的技术转化成商品推向市场。[7]

依靠克利夫兰诊所的创新技术发展，结合其本身支持性科学、法律和商业等方面的专长，雷诺准备大力发展下一代多发性硬化症的治疗方法。毫无疑问，数百万患有这种神经衰弱疾病的人，热切期待以优惠的价格获得更有效的收缩髓鞘、治愈顽疾的药物。

雷诺是克利夫兰诊所 CCI 众多公司中的一个，拥有潜在的突破技术。因为想在美国医疗健康领域实现更多的创新，克利夫兰诊所在进行医疗技术商业转化方面绝不会止步。它将创新和市场绑定在一起。克利夫兰诊所一年至少一次，号召全国范围的生物医药和医疗器械领域的 CEO 和总统内阁成员，顶级记者，医疗媒体，重要的法律和产业领导者，数百位科学家，医生和发明家汇聚一堂。邀请他们参加年度的医疗革命论坛，持续三天的秘密会议，讨论、传播和调查当今的医疗革新。参与者会听到最高水准的演讲、辩论和专题报道。他们观看手术视频，游览医疗设施，共享世界范围的最新知识。

克利夫兰诊所 CCI 还直接和个人医疗系统合作，来直接增强这些系统的能力。当然还有一些机构开发出转化技术的新路径，例如 MedStar Health、Notre Dame、Ohio State、Virginia Tech、North Shore-Long Island Jewish Medical Center，它们和克利夫兰诊所旗鼓相当，相互学习经验。这些机构都加入了 CCI 的一个健康创新联盟计划，这个计划已经发展为全国网络，通过联合开展研究、临床试验和新技术的商业化，使全球病人都能受益。全国的医生都能够将他们的好想法更快、更容易地推向市场。[8]

克利夫兰诊所 CCI 的办公室在全国心血管中心（GCIC）的大楼里面，GCIC 是政府和私人财团共同设立的，它享受俄亥俄州的财政拨款，获得心血管治疗药物及器械开发等方面的资金支持。这个机构由克利夫兰诊所和当地大学、医学中心共同管理，开发并成立医疗公司。到目前为止，GCIC 已经创造了 500 多个工作岗位，吸引了 15 家企业到俄亥俄州，新成立了 25 家初创公司，52 个新产品获得奖励，共计投资 4 亿美元。如果更多的州和当地医学机构以这种方式联盟，对病人潜在的利益将会是巨大的。

培训医生调查员

仅仅有创新的医疗中心是不够的。下一代的医生还需要接受革新思维训练，只有这样，当他们工作的时候，他们才能对患者需求有深入的了解，并竭尽全力去解决患者的问题。年轻医生必须接受教育，成为充满好奇心、学富五车、充满激情、提供有效的治疗方法的研究者和发明家。

有关传统医生调查员逐渐消失的话题已经在医学界讨论了一阵子。[9]问题的核心部分在于医疗教育的特性。为了弥补这些缺陷，克利夫兰诊所在 2002 年开设了一个新的医学院，设立了雄伟目标：从上到下重塑医学院。凯斯西储大学的克利夫兰·勒纳医学院和典型的医学院非常不同，它的愿景是"为极少数的高素质的人提供教育，这些高素质的人极力成为医学调查员和科学家，从而为生物化学和临床实践的进步贡献力量"。克利夫兰诊所的员工医生和研究机构共同为其设计医学课程。

医学院概念的早期阶段是在组织内询问相关人员："我们如何让学生获得理想的医疗教育体验？"好的想法不断被激发并丰富，但是我们听到最多的声音是："不要让这些年轻的医生背上债务。"许多医学院学生从学校毕业后，就欠下了数十万美元的学生贷款，在他们获得全额工资之前需要全额还清贷款。虽然许多年轻医生在专业和职业上对医学临床研究有精神追求，但是为了尽快还清债务，他们会选择到那些迅速来钱的地方工作。这个问题必须解决，才能鼓励年轻有为的医生选择研究导向型的职业路径。克利夫兰诊所将机构经费和捐款资源集合起来，设立基金，为学校每一位医生提供全额奖学金，这才是真正的减免学费。

我永远不会忘记诺玛·勒纳，勒纳家族的资助成就了这一切，为了感谢他的慷慨和奉献精神，我们以他的名字命名医学院。我站在全校学生面前，郑重地宣布有关全额奖学金的系列新政。学生们听见后都欢呼雀跃，纷纷告诉家人和朋友这个好消息。那真是一个激动人心的时刻。

大部分学生所在的医学院都是四年制的教育，还有额外的一年是参与硕士学位的科学研究计划。虽然这个教育时间安排本身并没有什么特别，但是在勒纳医学院的学生从第一天开始就学习医学研究基础知识，他们在整个教育过程都会持续进行研究，并分配给不同医学专业的导师，导师带领他们开展工作。学生接受培训的第二年，在继续临床培训的同时，还需要参与原创的科学研究项目。

整个基础临床教育过程中，每一次努力都在推动学生们的好奇心，而通常这个时候将出现创新。传统的医疗教育模式是死记硬背，而我们的大学倡导以问题为导向的学习。将学生分成小型学习小组，研究现实的病人案例。期间虽然会有导师指导，但是学生需要共同工作，发现病人的问题出在哪里、如何解决等。导师给每个小组分配任务，学生需要自己掌握医生必备的知识和技能，不仅包括传统领域（生物医药、解剖学、生理学），还包括非传统领域（信息技术和医疗伦理等知识）。

最重要的是，勒纳医学院训练医生成为终身学习者——充满好奇，并主动来满足自己的好奇心的强大思考者。正如招生副院长凯瑟琳·弗朗哥医生所说："课程是没有办法带动人思考的，我们希望学生询问更多的问题。我们不是授人以鱼，而是授人以渔。"

　　有的时候教师和学生一起学习。弗朗哥医生也是克利夫兰诊所的精神病学和心理学专家，回忆起在一年级学生的讲座课堂上时，有一件事情引起了她的注意力。"一位学生正在讲癫痫发作和脑血栓，"弗朗哥医生说，"这位学生注意到有一种通常在中枢神经中产生的蛋白质，在癫痫发作的时候会向外渗出。"（脑血栓是一个有机的防御，保护大脑组织不受生物化学干扰。）

　　自从弗朗哥医生对同时患有精神病和和癫痫的儿童感兴趣以后，她认为这个学生的发现和她的工作存在交集。这一系列的关联最终促成了新的计划，即调查孩子在精神病第一阶段中蛋白质的角色作用。她成立了一个工作小组，包括这位学生、一位精神病学的同事、一位进行原子医疗研究的科学家。这名学生全职参与这个项目，帮助招募志愿者病人，抽取血样，准备演讲稿。"我们的合作成果丰硕，"弗朗哥医生说，"这个项目出版了很多论文刊物、海报等，还在国际会议上被提及。神经科学组织最近联系我们做了一次专题演讲，主题是脑血栓和炎症在儿童精神病学中的作用，该组织甚至考虑资助我们进一步的研究计划。"

　　这个计划最终会帮助那些患病的孩子，而这些都源于一个一年级学生的发现。"这件事情表明学生能够很好地参与科研计划，提出有意义的问题，并将新的发现带入项目。"弗朗哥医生说。

　　虽然医学院成立时间相对较短，但是实验和工作都在不断进步，这种模式产生的效益硕果累累。学生已经发表了重量级的科学研究论文，他们在追求进步的同时还接受学校的专业教育，他们在美国的科学研讨会上发表演说。同时，正如预料的，专注的研究是学生进行临床教育的最好方法。这种经历使学生更富有经验，提升了他们如何将临床实践研究与大千世界广泛的科学知识相衔接的能力。

　　"每天都会有新的研究成果在国家级刊物上发表，"萨拉·拉佩是一位儿科医生，也是勒纳医学院毕业的学生，"病人一般会基于自己看到和阅读到的东西提问。不是所有的学生在医学方面都有相同的潜力。我看一眼就能知道哪些学生对我的研究有见解、有意义，哪些没有接受过系统的科学研究培训。同时，由于培训，我对新的想法和创新治疗很包容。"萨拉·拉佩在接受完培训后，就在克利夫兰诊所开始了工作。她将她的研究能力应用于肥胖病治疗，分析公共医疗部门的儿童健康数据。

勒纳医学院招募聪明的学生，但是最聪明的并不是人类。最聪明的是著名的 IBM 电脑沃森，它曾经打败电视快速问答节目的所有冠军。沃森会不断被更新、更强大的新一代沃森取代，IBM 将它植入勒纳医学院，学习所有的医学语言，并进行实践。

现在有众多企业开发出了协助医生进行诊断和医疗决策的软件，IBM 就是其中之一。总有一天，医生可以将他们对病人的直观感受和计算机视角进行有机结合。大数据的应用会极大地提高医疗水平。目前，沃森系统非常有效，但它仍然不能很好地了解医疗的内涵。于是，IBM 邀请勒纳医学院丰富和改善计算机的决策能力。

沃森将会继续不断修正关于医疗问题的数据，并通过勒纳医学院学生和临床医师进行提升。工会会帮助沃森理解医疗情境下的医学语言，他们会将医生眼里的沃森变得更有价值。一位沃森"毕业生"，将会在临床上应用，来提高对病人最有益的医疗决策。

沃森的批评者指出，电脑就是一个输入数据的物件，他们质疑是否有那么多高质量的医疗数据可以被提供。更加传统的教育也认为这很奇怪，也许学生学习的注意力会被电脑分散。但是沃森的介入并没有被阻止，学生也充满了激情。他们一边学习获得知识，一边将学到的知识传授给沃森。通过向沃森提供医疗证据并干预，他们锻炼了做事的能力。他们也成为第一批体验医疗边缘革命的人。更重要的是，他们参与了一项完善中的革新——大数据和大运算，他们正在构建医疗健康系统。

当一个人致力于创新，并怀揣着开放的心态和视野来接受医疗教育时，唯一的障碍就是这个人的想象力。领先的医学院要用不同寻常的方式培养沃森计算机成为真正的医生，同时还培养那些想要通过推动医疗健康事业来帮助病人的优秀人才。

面向未来

愿意创新的意愿会对诊所、社会和国家未来医疗产业的发展趋势产生巨大的影响。挑战就是创造一个机构用来支持创新，个人的价值将从这里开始体现。创新会因为自身的优势而获得成功。只要有一次失败，创新之路便会偃旗息鼓——第一个课题就是要跳出这种框架。

释放出创新的全部力量。未来的 10 ~ 20 年，人类定会在新的治疗方法、药物、器械等方面取得进步。最令人期待的进步会在两个领域：神经学和基因组学。随着对人类大脑更多的探索，医生对一些疾病有了深入认识，包括癫痫、帕金森病、吸毒、抑郁。因为过去的医疗没有充分考虑人类身体的特性，基因组学的发展会以个人的 DNA 为基础，从而促进未来的医疗提供更有效的治疗和预防方法。

振奋人心的是，无须多年，对那些最让患者恐慌的疾病的治疗就会取得举世瞩目的成果。这些成果是由很多个像克利夫兰诊所这样的医学研究中心联合研发出来的。其中一个成果是针对乳腺癌的，乳腺癌是最有可能在女性健康上频繁发生的致命疾病。全球每年会诊断出约 150 万名乳腺癌患者，其中一半都死亡了。文森特医生是勒纳医学院的教授和勒纳医学院免疫学研究会的成员，他已经开始寻找防止乳腺癌病变的疫苗。"我们研究并定义了一个范例，"他说道，"我们相信可以通过疫苗接种来预防乳腺癌和其他疾病。"

疫苗通过刺激人类身体的免疫系统从而产生抗体，能够攻击并破坏病毒和其他病原体。癌症细胞难以攻克的原因是，它们是身体产生的，它们无法成为抗体的攻击目标。但是文森特医生另辟蹊径，他发明的疫苗选择攻击那些他称为"退休了的"蛋白质。在乳腺癌中，这些蛋白质使女性获得乳酸，这种乳酸在女性40岁更年期的时候便停止了。他设计的疫苗可以在女性一旦无法产生乳酸的时候，防止这些蛋白质引起肿瘤。

这些疫苗还可以用于年轻女性，尤其是那些患乳腺癌的高风险人群。怀孕的时候，需要内分泌科来阻碍他们产生乳酸。这样他们就可以正常给婴儿哺乳了。

自从2002年潜心开展研究以来，文森特医生2010年在杂志上发表了一篇论文，第一次讲述乳腺癌疫苗，举世轰动。他没料想到会有这么多认同者，他意识到他创立了新的范例。文森特医生正在将他的疫苗产品化，这样一来普通大众就可以使用。随着小白鼠试验的成功，他希望在人体进行下一个阶段的试验。他正在研究一种类似的方法来预防女性卵巢癌。他相信"退休了的"蛋白质疗法，也可以用于前列腺癌疫苗。"克利夫兰诊所和我对于医疗领域前景的发展有相同的认识，"他说道，"我们认为这些预防疾病的疫苗是医疗健康领域缺失的重要一环。"

脊髓灰质炎和肺结核已经可以治愈了。在治疗糖尿病、心脏病和部分癌症领域，我们正在大步向前。乳腺癌很有希望成为下一个被彻底治愈的疾病。

医疗护理应该是一种身体和心灵
的治疗体验

我相信，人们会忘记你说了什么，人们也会忘记你做了什么，但人们永远不会忘记你让他们感觉到了什么。

——玛娅·安杰洛

2006 年，哈佛商学院邀请我去研讨克利夫兰诊所的案例。会议上半场的内容受到了大家的肯定；下半场时，一名学生举起了手说："科斯格罗夫医生，我的父亲需要进行二尖瓣置换手术。我们都知道克利夫兰诊所的医疗水平，也知道你的优秀成果。但是我们决定不来这里，因为我们听说你们不会对病人换位思考。我们去了另外一家医院，即使它的排名并不像你们医院的排名那么靠前。"

然后，这名学生停顿了一下并直视着我说："科斯格罗夫医生，在克利夫兰诊所里，你们有设身处地地为患者考虑吗？"

我愣住了。从来没有人问过我这个问题，所以我没有准备好答案。克利夫兰诊所最近倡导一种叫作"患者至上"的精神，集中体现在为患者及其家属提供更好的护理上。但是，我们还没有对患者进行换位思考，而且我们还未考虑患者太多的感受。

在访问完哈佛的 10 天后，我前往沙特阿拉伯参加一家新医院的开幕仪式。沙特阿拉伯的法赫德国王也出席了。院长说："这家医院将会以治疗患者的身体、精神和灵魂为毕生使命。"我转过头，看到国王在流泪，很多其他的听众也在哭泣。

我认为，"我们真的丢失了一些东西。我们需要治疗病人的灵魂和精神，不仅仅是身体"。100 年以前，大多数医生都是单独执业的，他们不能为患者提供很多实际有效的治疗方法。但他们能提供安心、安慰、沟通和情感共鸣。然而，到 20 世纪末，医学发生了改变。训练有素的专家团队出现了，提供综合、有效和技术先进的医疗护理服务。与此同时，病人的精神护理被忽视了。医生奉献了很多的精力（即使不是他们全部的精力），用来提高治愈患者身体的技术能力，但是却忽略了患者的精神和灵魂治疗。傲慢和自大开始出现在医疗人员身上，更加讽刺的是，他们选择这份职业的初衷是他们关心病人，想帮助他们治愈疾病。

我犯了和其他人相同的错误。20 世纪 60 年代，当我在医学院就读的时候，心脏手术还处于起步阶段。多达 20% 的患者死在手术过程中。为了降低死亡率，我专注于微调手术。我没有花很多时间和患者进行沟通，或者考虑他们的感受。我没有考虑这个社会、患者，或者是一个组织如何运作。我所做的只是日复一日地进行心脏手术。我耗费生命去追求技术的卓越。

但是，技术的水平远远不够。医生总是根据临床成果来定义医疗质量，其中包括治愈率、缓解率、并发症率、死亡率等。但是临床成果，仅仅治疗患者的身体，只是治疗过程中的一半。所有的治疗体验同样也包含于医疗保健过程中。医学界将这些定义为"患者体验"。

患者可能不知道如何衡量临床成果，他们也可能不明白一名医生必须掌握的用以进行心脏手术或者神经外科手术的技术诀窍，但是他们可以根据自己的体验来形成明确的判断。他们知道自己的房间是否干净，也知道别人是否礼貌善待他们。他们意识到食物质量的差异性，也意识到一个组织表面看起来和实际感受的区别。他们知道自己是否被关心。最重要的是，他们可以告诉别人自己是否已经有了一个很好的治疗体验，或者相反，在医院里阻碍了他们的治疗。

2006年年初，克利夫兰诊所经历了文化和组织的改造。我们决定对患者进行全面治疗，不仅仅是身体的病痛，所以我们把患者体验当作顶级优先战略。我们成立了一个患者体验办公室，并且任命了我们的第一个首席体验官。该组织将"患者至上"重新定义为为患者提供各个方面的照顾，包括患者的身体舒适度、情感诉求和精神诉求。目标是创造出独特的患者体验，从而让克利夫兰诊所在众多供应商中脱颖而出。那就要求在两大领域做出改变：病人护理的物理条件，比如空间和食物；病人护理的相关服务条件，包括护理者和病人沟通得如何，护理者的行为是否专业化。

尽管尚有许多需要改进的地方，但患者的满意程度稳步上升，患者开始写信来表达他们对这种治疗方式的感谢。诚实地进行自我评估可能会很难，但这是进步的唯一方式。现在，我们终于能够告诉人们，"是的，我们教育员工要换位思考"。

克利夫兰诊所不是唯一着重强调患者体验的机构，但还不够规范，美国医疗必需做得更好。在21世纪，供应商（医院、诊所等）可以提供最佳的临床、生理和情感体验。随着病人变得越来越懂行，他们判断医疗服务水平的能力越来越高，不仅在临床成果上，也在表达对患者的理解，并提供优良的、以病人为中心的护理能力上。

政府正在制订推动这一趋势的新计划，那就是根据医疗保健传递的价值进行奖励，而不是根据医生进行手术程序的复杂与否给予奖励。作为价值取向的一部分，政府在全国各地的医院收集患者的满意程度，并把这些结果传递给患者。医疗报销也和这些满意度分数联系在一起。

专业医疗人员因而感到压力越来越大，不只是换位思考，还包括逐步表达真正的慈悲和同情，甚至同时降低成本。克利夫兰诊所的医疗专业人士实践雷内·法瓦洛罗医生毕生信念的这一天终于要来临了。这位已故的克利夫兰诊所的外科医生，冠状动脉搭桥手术领军者曾说过："患者遭受的不仅仅是疾病的冲击，还有灵魂的冲击。"

发展过程中的文化巨变

对于任何一个庞大的组织而言，改变文化非常艰难。在克利夫兰诊所的案例中，重新调整护理者从而带给病人优良的患者体验，就像教那些习惯用右手的人如何用左手画画那样艰难。出人意料的是，最大的阻力来自医生。

在早期，克利夫兰诊所已决定为患者重新分配建筑物前的预留车位，而不是为医生。一名医生抱怨道："这算什么，优先考虑患者却最后考虑医者吗？"完全正确。其他医生质疑这种提升对病患友好和怜悯的改革的必要性。他们说："史密斯医生是那种对待别人不太友好的人，但他也还是一名杰出的外科医生。"好像这就足够了。成为一名杰出的外科医生不仅要精通医术，而且要对病人态度友好。

在克利夫兰诊所，为了全方位地治疗患者的身心，我们基于几个原则开展全面工作。其中最重要的原则就是，这种治疗方法是否正确。[1]最近的研究建议，当患者接受更多善解人意的护理的时候，可以恢复得更快。为了真正理解这一点，持怀疑态度的人被要求置身于病人的实际情况中。如果他们都躺在病床上呢？他们希望怎样被对待？

克利夫兰诊所也通过反复研究手术案例来寻求改变。因为目前的技术和医疗环境水平相当，患者也可能从其他竞争医院中得到相同的治疗。克利夫兰诊所将会通过很好地治疗病人，同时带给病人真实的治疗体验来进一步树立独特性。一名演讲者在最近的就医体验峰会上说得好：医疗中心，像所有企业一样，"医疗中心需要顾客远超过顾客需要他们"。[2]

当政府开始着重强调病人体验时，克利夫兰诊所则提醒持有怀疑态度的人，我们可以选择改变，因为这是在做对的事情，或者因为政府声明这是在做对的事。不管原动力是什么，治疗患者的身体、精神、灵魂已成为克利夫兰诊所的使命。

在哈佛商学院那次事件后的两年内，克利夫兰诊所初步做出了一系列的改变，证明了我们承诺的"患者至上"不只是说说而已。不管病人什么时候想看病历都可以拿到，同时也告诉病人他们有权利这么做。我们同样也给予了较长的探视时间。认识到家庭成员对患者治疗过程的重要性，护理人员开始鼓励他们不管什么时候想探视都可以，也鼓励他们尽可能抽出更多的时间来探视（除了重症监护病房，当护理者在照顾患者的时候，家属必需留在等候室）。一个多学科小组招募了时装设计师黛安娜·冯芙丝汀宝帮助设计新病服，更换了传统开式长袍的病服，因为患者频繁抱怨，穿上传统开式长袍的时候感到有伤尊严和不舒服。这些政策引起了改变，虽然举措似乎很轻微，但是影响深远。

患者至上的另外一个例子就是克利夫兰诊所扩张了其"红外套"计划。"红外套"就是穿着红色外套的接待员，他们唯一的工作就是给患者指路，推着患者的轮椅带他们去想去的地方。"红外套就这么铺天盖地地出现了，"红外套珍妮·帕里什说道，"有时候患者从很远的地方过来，然后他们被告知患有可怕的疾病。他们必须找到回到自己车上的路。我们尽我们所能地来安慰劝解他们。可能他们需要一个三明治、一杯水、一个哭泣时可以倚靠的肩膀，或是一个拥抱。我们要确保人们在离开这里的时候不会对他们接受的关心感到沮丧，我们想要他们知道有人在关心他们。"

克利夫兰诊所在空间环境的外观和感觉上也做出了持续的努力。很多医院环境似乎是枯燥乏味、机械化的，而且没有人情味，这并不是治疗疾病最好的地方。随着整顿和升级我们现有的医院，空间更加开放，结构更合理，并且大尺度采光，克利夫兰诊所更有家的感觉了。对于家属来说，所有的医疗设施更加舒适了，例如很多病房里的折叠床。在诊所主楼加了一个屋顶露台，用来给患者和家属提供舒适的户外条件，远离医院的嘈杂。

我们同样也改善了食物，使之更健康和更美味。同时，我们还引进了医疗礼宾，为从俄亥俄州之外来的患者提供援助。我们推出了克利夫兰诊所爱心犬，一种认证的治疗犬和志愿训狗员，来提供情感支持，增加笑容，减少患者和家属的焦虑。这样的例子不胜枚举。

这些变化都是为了回应病人的反馈意见，并消除护理人员对这类传统医院存在问题的惯性认知。在政府的满意度调查中，患者对克利夫兰诊所的评分，监督了我们的进展。调查结果存档于医院、部门和病房中，用于持续改善和调整我们的业务。

为了明确需要改进的地方，患者体验办公室和体验理事会机构合作，包括来自各个机构、克利夫兰诊所的社区医院和健康中心的很多医生和护士。在各医院单位内，患者体验小组由医生、护士、医院勤杂工女领班、其他定期检阅病人状况和解决负面评论的人员组成。

患者也有发言权。患者体验办公室包含15名患者咨询理事会的人员，他们是由定期见面的患者（现在的患者和之前的患者）组成，来讨论影响患者和家属的问题。他们审查影响患者体验的新政策，同时建议机构在教育素材和环境上进行改变。

此外，市场研究部组织了一个超过4 000名患者的在线调查小组，一个月联系一两次，向小组成员询问相关患者体验的问题，同时收集新想法。一位患者写道："这个项目让我觉得自己好像在参与协助克利夫兰诊所制定一些决策。"另外一位患者写道："它让我感觉到你们在真正关心患者和他们的感受。"

改善患者体验的过程会产生很多新项目。例如，员工开始使用绿色清洁产品，因为那样会对环境、患者和护理人员更加安全。一个叫HUSH（帮助我们支持治疗）的创新举措提出了具体措施来减少医院里通常出现的噪音。从晚上9点到早上7点，灯光会变暗，患者房门会关闭，头顶上的寻呼机被取消，电话和寻呼机的声音改为震动，医院提供给患者耳塞和眼罩，电视都配有耳机，护理人员和探访者被要求在保持安静和尊重患者的方式下进行对话。基本上，所有这些改变都源于同情病人的心愿和决心——理解和尊重他们的感受，另外提供给他们最好的医疗护理。它们清晰明确地体现了威廉·劳尔（克利夫兰诊所创始人之一）的信仰，他曾在20世纪20年代写过"患者是机构（医疗机构）中最重要的人"，这并不是一个数据统计。

患者至上的护理需要所有成员各就各位

皮驰斯·休斯顿全天都在接触患者，她的工作就是用一辆高尔夫球车帮助患者往返于医院的病房和医生的办公室之间。2010年1月，NPR（全国公共广播电台）的周末版报道了斯科特·西蒙在克利夫兰诊所护理过程中有幸见到了皮驰斯。他通过Twitter告诉130万粉丝，皮驰斯让他的家庭有了一些难以忘怀的经历。他写道："众所周知，克利夫兰诊所的医生和研究人员都很杰出，但是我们也对实验室技术、工作人员和皮驰斯（在医疗建筑间开高尔夫球车的人）记忆深刻。他们在充满焦急情绪的时刻为我们的家人带来了欢笑和温暖。"

在他们逗留之后皮驰斯说道，西蒙的两个小女儿送她花束和感谢信以表达谢意，她们说认识她让她们感到非常开心。"通过这个工作我经常结识病人的家庭成员。每一个人，尤其是小孩子，非常喜欢坐在球车里。

我喜欢帮助人们,是他们让我继续前进。因为我知道这个人生病了,我会逗他们开心。"

克利夫兰诊所有很多像皮驰斯·休斯顿这样的专业护理人员,比如一名护士帮助一名病重的少女穿过大厅去看望另外一个同龄少女。第一位少女的妈妈说,这种遭遇"帮助我们的女儿用一种全新的和富有同情心的方式来看待患病的事实,我认为这两个女孩将会成为永远的朋友"。比如某位医务工作人员给患者留下了深刻的印象,患者非常感谢他对自己的照顾。这位病人回忆说:"我试图想起医生最后对我说的话语和表现的行为。"再比如一名接待员同样令患者印象深刻,为了让患者及时做超声波心电图,他在午餐时间返回工作。还有一个人写信来表达对护士的赞扬,这名护士表达了对他死去婴儿的深切同情,并花时间陪伴他和伤心的妻子,最后这位护士还让他们和婴儿告别。[3]

更好的病人体验的核心不是改良病服长袍的样式,或是增加探访时间,或是病房清洁度的提高(尽管这些都很重要)。它是改善克利夫兰诊所在任何时刻,对待任何病人的待人之道。在患者接收到的服务态度调查中,政府提出了一些问题:"对你们的探望者,医院的员工是什么样的态度?你的医生态度友好吗,她在你身上花费了多长时间?医院的员工满足你的情感需要吗?"克利夫兰诊所想给他们的病人充分的理由来提供精彩的答案。

"我们的目标是避免出现一种情况,那就是患者过去在我们医院(可能很多其他医院也有)常感受到的不带感情、不热情的医疗护理,"詹姆斯·莫利诺医生,我们的现任 CEO 说道,"我们希望我们的员工富有同情心,并花费时间照顾和治疗病人。我们可能没有过硬的数据来证明,但是我们在内心深处相信,被温暖和尊重对待的患者会痊愈得更快。"这不仅仅是一个学术话题。医生也是患者,他们之中也有人有患病的家属,并且也没有被和善地对待。莫利诺医生认为在他父亲被送到克利夫兰诊所治疗并且死于并发症之后，他将永远不会在克利夫兰诊所工作。我们未来的首席体验官认为医疗护理很重要，但是远不及患者体验那么印象深刻。"我敢肯定，我父亲死的时候肯定认为克利夫兰诊所是最糟糕的地方。当他呼叫的时候护士基本都不回应。当他需要一些东西时，没人过来帮忙。员工之间似乎相处得也不是很融洽。这很可怕！所以我们决定改变这一切。我们知道我们可以做得更好，我们可以在工作上展现最富有同情心的自我。这是一个首创举措，但是对于我却意味着全部，不仅在工作上，也在生活上。"

　　如何才能改变43 000名护理员的日常行为？克利夫兰诊所一直在对员工灌输服务意识的重要性。莫利诺医生说在2009年的时候，他发现一个电梯门外的地板有液体溢出，他到咖啡店去拿纸巾清理掉它。当他回来的时候，看见一群员工在有水渍的地板上行走，完全忽视了它。这一幕令他震惊，因为他们没有尽力保护可能在有水渍的地方滑倒的探访者。还有很多需要改善的地方。

　　为了确保医护人员人性化和尊敬地对待患者，克利夫兰诊所必须培养一种主人翁文化，在这种文化中，人们会把他们所做的一切（无论是否关系到他们的具体工作）与"关心患者"、"将心比心"的组织使命相连接。所以不管他们是不是外科医生、护士、行政人员或者是其他员工，如果他们经过一个有水渍的地方，他们应该进行处理。如果探访者询问卫生间在哪里或是走丢了，他们可以为探访者提供帮助，找到路线。如果像皮驰斯·休斯顿，他们碰到忧郁的患者或者探访者，就会通过言语或者行为来提供安慰。

　　克利夫兰诊所对我们的护理人员进行内部检查，这是要衡量他们如何进行工作，同时让管理者加强责任管理。我们在训练护理人员了解组织的使命，培养他们适应组织使命等方面投资了上百万美元，目标是确保每个人都可以接触到患者，不仅仅是医生，把自己当成护理服务提供者。

2011 年，全部 43 000 名护理员休假一天去参加克利夫兰诊所的体验课程，叫作"与 H.E.A.R.T. 沟通"（倾听、同情、道歉、回应、感谢）。每个课程都包含了鼓舞士气的谈话和训练。患者故事的视频让每个人想起了当初为什么进入医疗护理体系。但是这一天的真正工作是来自联合组织不同级别的护理员坐在桌子旁进行交流（例如，首席财务官和灌注师、外科医生、实验室技术人员、医院的勤杂工女领班坐在一起）。他们分享故事、抱怨和想法，也谈论怎样工作起来会更好，和怎样让机构变成一个对于护理人员和患者都更好的地方。在课程的最后，每个人都收到了被认可的护理员徽章。

每一个刚被雇用的护理人员，不论其职位或者薪酬等级，都要接受这样的培训。克利夫兰诊所拥有培训教材的版权，并和其他对改善自己员工、对自己角色想法感兴趣的医疗机构进行分享。我们认识到，一天的培训远不能改变长久的行为，机构必须制定一系列其他模式的培训来加强沟通技巧和改进相关的服务行为。

"回应 H.E.A.R.T."（倾听、同情、道歉、回应、感谢）教导所有护理人员，当出现问题时该如何共同处理，让患者不再担忧。"获得 H.E.A.R.T."（倾听、同情、道歉、回应、感谢）培训的护理人员相互监督，并负责提供优秀的病人服务。"用心 S.T.A.R.T."（用心开始）让护理人员练习分辨情感和表达同情。"领导 H.E.A.R.T."（倾听、同情、道歉、回应、感谢）让管理者和技术监察人员在每一次与团队、病人和探访者的互动中产生理想的服务。

所有征象都显示，这次培训起到了作用。自从 2008 年起，员工敬业度已经一致趋于上升，就像患者对自己医疗体验的评级一样，患者抱怨的次数减少了。每个星期，克利夫兰诊所都会收到患者的来信，信里描述了他们与每一名护理人员的互动是多么有意义和有帮助。

改善护理人员和患者之间的沟通

帮助所有员工看到自己作为护理人员的使命，这是向前迈出的重要一步，但是这还不够。医务人员可能会非常投入地工作并执行机构的使命，却不一定能展现出患者所期望的换位思考水平。为什么？因为他们不知道如何与患者沟通。努力提高病人体验需要护理员工和病人之间的良好沟通。这样的沟通鼓励患者遵循医生的建议，采取药物治疗，在减少患者焦虑的情况下同时提高医疗效果。另外，患者不大可能起诉那些善于倾听和表达尊重的医生，所以，他们需要非常细心地进行沟通。

克利夫兰诊所召集了来自机构内外的70多名医生组成一个小组，制定了以患者为中心的沟通指南。这本指南包含了由医学研究所和美国医学协会制定的基本标准，以及处理一些执拗患者的详细谈话技巧和策略。由于太需要掌握这类人际交往能力，这本指南同样适用于住院医师和研究员。帮助他们掌握与病人互动的艺术，学员收到写在卡片上的谈话技巧和准则，可以轻松地放入实验室外套的口袋里。

意识到患者与护理人员沟通的重要性后，在教育患者和鼓励他们与护理人员共同合作方面，克利夫兰诊所做出了努力。每一位住院患者都收到了一本名为《在您的住院期间会发生什么》的小册子，解释了患者在住院期间可能会碰到的多种专业人员，同时也为患者提供用药、医院环境等方面的建议。鼓励患者提出问题和记录疑问。"患者在良好沟通方面需要承担一些责任，"莫利诺医生说，"他们可以通过被告之将会发生什么和告诉我们哪些起到了作用而哪些没有，从而获得帮助。"

克利夫兰诊所引进了患者服务向导（PSN）来协助患者和护理人员之间的沟通。患者服务向导的工作是帮助患者及家属，满足他们的需求。他们每天探访病人，并且提供给他们人性化的引导和支持，帮助新患者了解医院的日常安排和服务，同时和他们共享医疗团队信息。患者服务向导同样需要告诉家属关于停车场、寄宿处、咖啡厅和其他服务的相关信息，他们也可以帮助解决患者和护理人员之间的冲突。

患者服务向导将与众不同的患者体验和普通的患者体验完全区分开来。比如，为了帮助一名身患绝症的患者参加他女儿的婚礼，一名患者服务向导和护士合作，将婚礼安排在护理病房举行。婚礼用的食物、花束和停车证都是医院捐赠的，社工和患者的肿瘤医师为他们进行朗诵。患者全家特别开心，因为患者有机会参与女儿最特别的一天。

良好地沟通远胜于平平对话，并且这种沟通方式在整个机构中得到推广。克利夫兰诊所为了让人们更容易找到要去的地方而重新设计了大厅里的标志，并更换了医护人员的制服，这样患者能分辨出医护人员的类别。患者说当医院的工作人员进出他们的病房、进行测试、清理卫生或检查他们的图表时，他们不知道发生了什么。于是，克利夫兰诊所决定从那时起所有的护士必须穿白色，医生也必须穿白大褂，实验室技术员要穿红色的衣服，护理人员必须穿绿色的衣服，等等。患者会收到一本小册子，里面说明了如何通过衣服颜色来区分人员类别。这个规定在护士中并不是很受欢迎，她们还是习惯于穿自己喜欢的颜色的服装，不想穿得全身都是白色。但是自从执行了这项规定，患者能更加清楚地区分医院不同岗位的员工，这也是体现"患者至上"精神的一种方式。

克利夫兰诊所也对我们的医学院学生进行了培训，让他们变得更善于沟通和富有同理心。有至少一项研究表明，由于就读过医学院，医生在培训中显得不那么善解人意。这是可以理解的，因为医科学生通常都会受到竞争激烈的严格训练。[4]作为一名医生，长时间的研究培训和工作压力会产生负面影响。克利夫兰诊所的勒纳医学院为了教授专业知识和更好地沟通，将人文主义培训纳入其中。学术演讲帮助学生和住院医师了解医学的各个方面：作为人的患者，作为医生及个体的成长，以及通常如何进行医疗服务。

一名医学院学生参与了一个戏剧小品的演出，这个戏剧是根据他和其他年级学生的"学后感"改编的。他在文章中写道："在进行解剖实验后我发现，我们的医疗培训让我们更好地理解患者身体与灵魂的一体性。当我们一起观看由我们的经历所拍成的戏剧时，它打开了与身体内灵魂的对话，与我的同学内心的想法和感觉的对话，与我自己的恐惧和醒悟的对话。"

詹姆斯·杨医生（医学院院长）使用了一个恰当的比喻来描述学院培训的目标："我们试图激发每个人内心深处还未泯灭的同理心，让它在恰当的时候重新燃烧起来。我们教导学生，他们很可能在医疗实践和技术研发中运用到同理心——对自己富有同理心，那么也会对别人富有同理心。"

良好的沟通需要不断地努力。为了追踪了解护理人员是否让患者心情愉悦，高层领导每月在医院轮流监督。2013 年，正好是我轮班的时候，我探访了一位非洲裔美国国籍的越南退伍军人。当我询问他的体验感受时，他说一切都非常好，但还有一个问题。

"你确定我们没有可以改进的地方吗？"我问道。

他想了一会儿，说："好吧，还有一件事情。在这里工作的人应该学习如何以尊重的方式来安抚别人。"

我不知道他指的是什么，所以让他举例说明。

"好吧，一名护士助理每天都进来，我确定她不知道自己在说什么，但是她称呼我'阳光'。我来自南部，在南部，奴隶被称为'阳光'。对于黑人来讲这是一个贬义词，我是一名退伍军人，人们应该对我更加尊重。"

他是对的——护士助理并没有意识到自己触到了对方的禁忌。了解到这个情况之后，她哭了，因为她的好意让人误解了。为了避免类似的问题，克利夫兰诊所制定了一条服务准则，所有的护理人员不能用类似

"宝贝""亲爱的"或者是"阳光"等亲昵的词语来称呼患者。除非患者允许护理人员用其他词语称呼他们，否则护理人员一致使用"先生""女士""夫人"或者"小姐"。

丽思卡尔顿酒店公司极好地用"女士们和先生们服务于女士们和先生们"来描述他们的使命。克利夫兰诊所也想提供同样等级的尊重和礼仪，同时让患者更加满意于与我们的沟通。这是他们应该得到的服务。

当天致电预约，当天就诊

这是关于患者的一件有趣的事情。当人生病了，就会变得毫无耐心，并且他们有充分的理由这么做。当你生病了，你不想花时间等候就医，你想马上就得到治疗。对此，我们非常理解。克利夫兰诊所给予每一个中午之前致电的患者一个非常特殊的选择——当天预约，当天就诊。

我们相信每一个生命都值得在第一时间获得世界一流的医疗护理，而不是要等一个月之后才能得到医疗护理。

克利夫兰诊所的领导者在六年前就推动了"当天预约"计划，并且成立多学科小组，对程序和流程都进行了分析。清除"路障"后，第一批当天预约的患者蜂拥而至。

"我们将先进的工业效率技术应用于应对当天预约所带来的挑战，"阿马克·哈里森医生，这个当天预约计划执行期间的CEO（他现在是阿布扎比克利夫兰诊所CEO）说道，"每个人都专注在一个目标上：就是更快、更简单、更友好地融入克利夫兰诊所。"那么它是如何操作的呢？你只需要在中午之前打电话，你可能会被问一些问题。基于你的回答，我们会建议你去看适合你需求的医生或者护士，同时确定克利夫兰诊所当天可用的设备。如果你是在中午至下午5点之前致电，你可以预约第二天就诊。

"当天预约的患者主要在我们的主院区、家庭健康中心，或者是社区医院，"地区业务负责人辛西娅医生说，"我们相信我们是美国唯——一家提供当天预约的医疗中心。"

生命之树

2007 年，艺术家珍妮弗·施泰因坎普在克利夫兰诊所的主院区安装了一个软件，名为迈克·凯利，就是安装一个树形态的不断移动的视频。这不是一棵普通的树，而是一棵虚拟的、发光的、随季节而变化的荧光树。这棵树让患者和探访者惊呆了。他们中的一些人问道："我怎么才能买到这棵树？"小孩子爬到这棵树所投射的白墙上，尝试触碰树叶和拥抱树干。实际上，人们如此频繁地靠近那面白墙，医院为了保持墙面的白色，重新粉刷过很多次。为了回应患者的要求，克利夫兰诊所在旁边安置了一条长椅，那样患者和探访者就可以坐在上面观看这棵树。护理人员也一样，发现在工作一整天后，花一点时间在这棵树旁休息会恢复精神。

2013 年年初的一天，乔安妮·科恩，克利夫兰诊所艺术计划的执行董事和一些同事在这棵树旁散步，一位母亲正在这棵"树"前为她十几岁的女儿拍照。"需要我们帮你们拍一张合影吗？"科恩和她的同事问道。

"不，"这位母亲回答道，"我只是想帮我女儿拍照。这是一个传统，我们每年都这么做。"

乔安妮很好奇，所以问了这位母亲的家庭故事。

"您知道，"她说，"我的女儿在几年前有很严重的健康问题。她坐飞机来到了这里，感谢上苍，她好转起来了。所以每年在她复查的时候我们都会回来，然后在这棵树前为她照一张照片。这是我们所期待的事。"

2013 年，珍妮弗·施泰因坎普的树只是克利夫兰诊所机构中约

5 000 个殿堂级艺术作品之一，这些艺术作品均展示在克利夫兰诊所各机构的共 2 300 万平方英尺的墙面空间上。作为改善患者体验举措的一部分，自从 2006 年以来，医院为了提升艺术氛围，在我们的墙壁上投资了数百万美元，目的是活跃和鼓舞患者、护理人员及整个社区。最终，医院环境变得温馨，充满正能量。我们的藏品包括当代艺术作品、国家艺术作品和国际艺术作品。就像在博物馆一样，墙上的作品旁贴有标签，让人们了解艺术家及其作品。家庭成员可以与心爱的人一起，花上几天时间通过语音导览慢慢欣赏、了解这 35 件展品。另外，展品每三四个月轮换一次放置地点。

很多医院的墙上都挂有艺术作品，但是他们不愿意在这方面投入太多钱、心思或精力。作品往往是一些风景画，这吸引不了太多的人。克利夫兰诊所特意选择了那些适合在医院展示的作品，有些作品很具有挑战性，它们或者体现了一些很难表现的主题，或者颠覆了人们对美的传统认知。就像科恩解释的一样："我们尝试让患者感觉到不同的医院体验。为什么不能在医院里观赏严肃、刺激的艺术作品呢？为什么医院的艺术作品必须是漂亮的和让人感觉舒服的？我们希望我们的艺术作品成为最好的艺术作品——打开我们的视野，释放自我，允许我们的想象力升华，超越我们当前可能面临的问题。"

一个星期之后，就已经有很多病人向我们表达这是多么有意义的治愈艺术。"当我第一次走过主走廊时，就被它们吸引了，"其中一名患者写道，"艺术作品非常引人注目，而且竟然让我忘记自己在这里的原因。好的艺术作品让人陶醉，无须描述什么是艺术，也无须得出什么观点，只要单纯地去感受就好了，它就是你所拥有的一种感觉。"

另外一名患者，是一名牧师，被如此"美丽、具有挑战性的艺术"迷住，他提供了自己的一幅画作为礼物赠送给医院。他说，这些艺术作品"触碰和治愈了心灵，我想它也能治愈身体"。

2012 年的一份调查发现，克利夫兰诊所的艺术作品对患者的心情、舒适度、压力水平和对整个医院的印象都有一定的影响。有 3/4 的调查者说这些艺术作品让他们的心情更好。有创伤后应激障碍（PTSD）、广泛性焦虑症、乳腺癌的患者最具有发言权，他们的舒适度和压力水平得到了改善。80% 的被调查者认为艺术作品加强了他们对克利夫兰诊所的印象。艺术项目是克利夫兰诊所通过艺术与医学研究所把文化精神融入治疗之中的众多方法之一。我们用到的另一种工具是音乐，每年我们都为患者、来访者和社区成员举办上百场现场音乐表演。"丰富的音乐治疗让患者感到安全、舒适，"米娅·罗贝热，克利夫兰诊所前任音乐治疗师说，"如果病人从一开始的身体不适到后来的放松愉悦，在我的帮助下他们脉搏逐渐平缓或是心跳恢复正常，那么我就达到了工作效果。"

很多研究指出，艺术和音乐治疗可以帮助缓解身体的疼痛以及减轻内心的痛苦。"我们发现我们可以用音乐做很多事情，"玛丽亚·尤基奇，艺术与医学研究所的执行董事说，"我们可以改善多发性硬化患者的步法训练和提高病人中风后的语言能力。因为它触及社交、精神和情感的治疗，音乐的力量极其强大。"

情感治疗

作为一个科研机构，克利夫兰诊所必须严格区分有生理依据的活动与那些更主观的活动。客观和主观疗法能共同作用于一些由疾病而产生的复杂情感，使之获得极大的改善。医院是唯一包含人类各种极端体验的地方：出生、死亡、饥饿、疼痛、失败、焦虑、渴望、分离、安慰、高兴和心灵重建。很多患者、探访者和护理人员宁愿不要遇到这些状态，他们中很多人渴望被引导、被关注，渴望有人陪他们聊天、倾听他们。

克利夫兰诊所的精神保健主任丹尼斯·肯尼牧师了解在医疗环境中

经历的全部情感。他和他在伦理、人文及精神关怀中心的同事们建立了治疗服务部门，以满足那些需要关怀的患者的情感与精神需求。治疗服务可以以多种形式服务于患者，团队包含社工，特别是培训过的护士、牧师、按摩治疗师，并提供想象引导、冥想、催眠疗法和触摸疗法等放松技巧训练。其中，很多服务都是免费的。它们与综合医学中心（同样也提供针灸、精神或身体的训练、脊椎按摩疗法、全面的心理治疗和专业的减肥计划）的治疗服务很相似。

患者、探访者或者是护理人员，只要感觉到急需关注，就可以呼叫薰衣草代码团队的服务，就像其他医院的紧急呼叫一样。到了现场后，薰衣草代码团队可以立即开展抚慰、劝解、心理治疗以及其他服务。

当牧师肯尼和他的同事开始在薰衣草代码团队服务时，他们预期患者、探访人员和护理人员呼叫的次数相等。但是出乎意料的是，95% 的呼叫来自护理人员，或许这也不是太意外。医院护理人员被严格训练成专业人士，但是他们就像他们帮助的那群人一样，也是有情感、有思想、对生老病死有情绪反应的正常人群。在与他们服务的人进行心理连接时，他们可能会觉得自己参与影响了病人的治疗结果。然而，护理人员还不习惯面对死亡和痛苦，为此，薰衣草代码团队制定了相应的策略，在关键时刻帮助护理人员。治疗服务可以及时为这些护理人员提供他们所需的支持。

纳托马的故事

2010 年，纳托马·坎菲尔德，俄亥俄州麦地那的一名中年女子，大胆地写了一封信给奥巴马总统，阐述了她无力支付医疗保险的状况。这封信成为公共讨论和辩论的焦点。两个月后，纳托马感觉很累，她生病了。有一天，她突然晕倒，被送往克利夫兰诊所。纳托马濒临死亡，她急需输血。

第二天，她被诊断为白血病，她最担心的事情发生了：她身患大病，但缺乏医疗保险。她的病是白血病中最糟糕的那种，需要骨髓移植。即使用最极端的治疗方式，她也只有33%的康复率。

纳托马是有资格获得政府和私人援助的人群类型。克利夫兰诊所提供基于她收入的慈善性护理，并通过医疗补助的方法帮她接受政府援助。在接下来的9个月里，纳托马接受了一个非同寻常的治疗方案，其中包括化疗和放疗。很多时候她都躺在床上，什么事都不能做。她的头脑因为治疗而混乱，她甚至不能背诵字母表。她很担心自己再也不能像以前那样正常地思考或者进行日常活动。

在医生的鼓励下，她进行了骨髓移植，然后等待体内血小板指数上升。医生尝试用药物和其他治疗方法，但是没有明显的效果。"之后有一天，"纳托马的妹妹含泪回忆说，"血小板指数开始往上走，并且保持上涨。"

2013年的时候，纳托马的血小板指数基本正常了，她现在已经回家，可以重新开始生活。纳托马和她的家人并不将她战胜病魔的功劳全部归功于治疗本身。"医生和护士提供的良好治疗，我们无法用言语表达，"她的妹妹叙述道，"使纳托马好起来的不仅是这些医生和护士，而是每一个人，是机构的整体理念。连进到病房来的清洁女工都是那么积极乐观，社工、餐厅员工、泊车人员都帮助了我们；红外套人员、瑜伽教练让我们暂时忘记了白血病这个事实；负责预约的女士很尊重地对待我的姐姐；我们得到的不仅仅是一个微笑或一个拥抱。当你在医院住了两年，这些会让你感觉很美好，让人难以忘怀。"

根据纳托马的回忆，音乐治疗师的一段音乐对她的身体恢复至关重要。"一个女人走过来，她有一台小钢琴和一把吉他，我们一起唱歌，那是我治疗体验的开始。"

纳托马经历的是一种全新的医院模式——不仅提供她所需要的良好的医疗技术，还会顾及她的精神和灵魂。任何一名患者，在任何一家医院，都应该体验到这样的治疗护理；它帮助改善患者的治疗效果，这也是一种低成本的护理。医疗似乎正朝着一个更人道的、富有同情心和丰富患者体验的方向发展。

但是我们需要加快前进的步伐。你可以通过观察你的医生如何进行沟通，或通过观察当地医院的气氛来帮助加速医疗的前进步伐。你可以在网上查阅患者的满意度分值，如果你不满意所接受的护理服务，请直言。我们会努力了解你的基本情况，并会对你的医生进行询问。在你所接受的护理服务中，我们是积极的合作伙伴。

患者至上的理念对患者和护理人员都会更有益。对护理人员而言，它让更多的医学实践得以实现。一名患者写道，这里是"无法用言语描述的地方——克利夫兰诊所"。就像这名患者告诉我们的，"在电影《梦幻成真》中，赤脚的乔·杰克逊走到了球场边上，问凯文·科斯特纳，'这是天堂吗？'科斯特纳回答，'不，它是艾奥瓦州。'对于我们来说，答案是，'不，它是克利夫兰诊所，'并且会饱含泪水地说出这句话"。

健康的身体：预防胜于治疗

　　虽然医生们从事的是医疗保健业务，但大部分时间，他们都在照顾那些病人。如果克利夫兰诊所不忙于想方设法医治病人，转而关注于从帮助病人保持身体健康入手，结果会怎样？如果我们率先引导美国医学界远离"病时治疗"，并朝着真正的医疗保健方向发展呢？医疗保健机构有责任来告诉人们健康的生活方式是什么。

　　美国面临着慢性病的流行，这些慢性病不仅包括心脏病，还有癌症、糖尿病、高血压、肺气肿等其他疾病。如今这些慢性病盛行，其治疗成本高，这威胁和破坏了美国的经济健康。美国正处于一个转折点，如果人们不培养健康的生活习惯，那么伤害将是永久的。

　　现在我们还有希望，可以从个体对疾病的预防做起。不过，这需要国家建立新的文化导向，这种文化鼓励健康的生活方式，防止坏习惯，支持人们为健康而改变。医疗机构应该为人们指引方向，不仅要鼓励患者沿着健康的方向前进，也要首先改变机构内部的文化。

　　从 2004 年起，克利夫兰诊所就已经在这方面领先了。克利夫兰诊所里几万名护理人员已经戒了烟、减了肥，并形成了有益健康的生活习惯，这帮助他们更好地控制了自己的慢性疾病。机构中注重健康的文化鼓舞着他们，机构还专门设立了财政奖励，用来鼓励那些积极保持形体与管理慢性病的护理人员。如果他们选择了更健康的生活方式，每年他们都可能节省几百美元的健康保险。这些激励政策为克利夫兰诊所节省了超过 1 500 万美元的医疗成本，也改善了成千上万护理人员的健康状态和他们家庭的生活。

改善健康是一个持续的过程，但我们这个机构已经取得了显著的进步，这些进步包括：

- 机构及员工均致力于健康的生活。
- 所有的克利夫兰诊所都禁止吸烟。
- 只雇用非吸烟者。
- 为戒烟、减肥、建立良好饮食和积极管理慢性疾病的护理人员提供财政奖励。
- 建立一个由首席健康官领导的健康机构。
- 和政府及社区合作，在组织外传播健康相关知识与口号。
- 停止餐厅和自动售货机里含糖饮料和反式脂肪食物的销售。
- 提供免费的体重检测手表和健身俱乐部会员资格。

2013 年的时候，医院实施了超过 80 项针对患者和护理人员的健康相关政策和项目，我们已经看到这带来的诸多成效：医院成本显著降低，患者和护理人员的心情更加愉悦。所以，有越来越多的患者和护理人员都参与进来了。

大型健康机构可以帮助周边的社区提升健康水平。如果每一个人、每一个医疗机构、每一家企业和每一个政府都对医疗保健采取积极主动的态度，走上属于自己的健康之旅，美国将从根本上改善个人和社会的福利。美国人民可以避免生活质量的衰退，享受更长、更健康、更快乐的生活。

不良习惯让人们损失的不仅是金钱

像吸烟和吃大量垃圾食品这类的不良习惯真的会造成严重的公共健康问题吗？事实能说明一切。尽管美国开展了大范围的戒烟活动，但仍有将近 1/5 的美国人还在吸烟，每天有超过 4 000 名不满 18 岁的人第一次尝试抽烟。[1]

据相关文章报道，美国只有 13% 的男人和 9% 的女人每周进行至少五次有氧运动，每次持续 10 分钟或以上。大多数美国人从来不运动，大部分美国人吃错了食物并且吃得太多了，这导致了肥胖症。

国家健康机构的研究数据表明，美国有 6 300 万名肥胖人士，定义肥胖的标准是身体质量指数到达或超过 30（身体质量指数是根据身高和体重的函数来计算的）。[2] 根据这个标准，美国的超级肥胖人群高达 300 万人，他们的体重比正常体重超出 100 磅或者更多。肥胖像吸烟一样，正在向全美人民敲响警钟。根据疾病控制和预防中心的统计数据，吸烟、不良饮食、缺乏体力活动和酗酒是美国人主要的致死原因。

事实上，由心脏疾病引起的死亡数量正在减少，从 1979 年每 10 万人中的 203 人，减少到现在的每 10 万人中的 135 人。这种改变是由于治疗方法的改善、预防性的医疗保健，以及对主要危险因素如吸烟、运动不足和不健康饮食的防范意识的提升。然而，心脏疾病仍是男性和女性死亡的主要因素，影响着 1 680 万美国人民。

根据美国心脏协会预测，每隔 34 秒钟就有一名美国人会心脏疾病发作。另外，40 岁以上的男性和女性患上心血管病的风险分别是 2/3 和 1/2。与此同时，其他慢性疾病的患病率仍然保持较高的增长趋势。从 1990 年以来，糖尿病的患病率翻了两番，幼儿患糖尿病的数量也越来越多。肥胖可能引发多达 1/4 的最常见的致命的癌症，包括胆囊癌、卵巢癌和胰腺癌。

患有这些疾病的人数非常庞大，这带来了沉重的经济和社会负担。医疗保健成本在疯长，慢性疾病是罪魁祸首，影响慢性疾病的相关行为因素包括吸烟、饮食不健康、超重、运动不足。这些疾病导致的花费现在占全部医疗保健成本的 75%。可预防性的慢性疾病占美国所有住院病例的 81%，占处方的 91%，占医生出诊的 76%。所有的这些使美国公民的年人均医疗成本增加了 6 000 美元。

一个国家经济状况的好坏与其公民的健康状况一样。由于可预防的慢性疾病，美国在医疗保健上的花费是欧洲和加拿大的 2 倍之多，是墨西哥、日本和印度的 4 倍之多。美国同其他发达国家的患病比例相比，高血压的患病比例高出 80%，心脏疾病的患病比例高出 110%，糖尿病患病比例高出 40%，而中风患病比例则高出 800%。

2011 年，美国在医疗保健上花费了 17.9% 的国内生产总值，[3] 预计这个数字未来还会增长。根据国会预算办公室的数据，在接下来的 70 年里，联邦政府在医疗保健以外的花费所占 GDP 的比例将会减少。在没有新的资金来源的情况下，美国将没有足够的钱用于国防和教育，因为国家花了太多的钱去照顾那些患有完全可预防的疾病的人。药物的供给是有限的，与此同时，分配给患者的医疗保健服务也是有限的。美国经济竞争力将会受到影响，这会直接导致服务行业整体状况的下降，将减少数百万就业机会。美国人的后代不会像他们的父母那样，能有那么长的寿命或享受同样繁华的生活。

好在，美国还有潜在的改善和上升空间：美国人拥有拯救自己和国家所需的一切资源。如果他们在医疗保健方面的花费低于 GDP 的 18% 或 19%，那么节省下的费用可用于社会问题、教育、国防和人们关心的其他领域。这种状况是有可能的，但是如前面所指出的，这需要文化导向的转变——从治疗疾病转向预防疾病，国家应该推广和保持这种倡导健康的文化。

畅销书作家迈克尔·罗森博士，克利夫兰诊所的首席健康官（是美国第一个此类执行官）指出，在 35 岁之前戒烟的人，可以和那些从不吸烟的人一样长寿。经常运动的人到了老年可以降低 55% 的心脏发作风险，并减少 45% 的癌症致死风险，以及 95% 的感染死亡风险，整体死亡率降低 60%。研究表明即使到了 80 岁，人们也可以享受到运动带来的益处。身体和脑力在 30 岁之后开始走下坡路是一个共识，但下面些事实却讲述了一个不一样的故事。哈佛医生从 20 世纪 50 年代开始持续至今的研究中发现，医生的智商每 10 年就下降 5%。这个发现并不意外，但是这项研究还有其他发现：尽管整体上医生的智商随着年龄的增长会下降，但有将近 1/4 的参与者的智商并没有随着他们年龄的变化而下降。除此之外，还有其他衡量健康的方式，如骨质密度、肌肉质量、心脏功能和肺功能。

随着时间的推移，一些人会发现他们的身体机能衰退得非常缓慢，关键在于他们是否精心护理自己的身体。在 35 岁之前，基因在很大程度上主宰了人的整体健康。35 岁之后，一个人的健康与否主要取决于自己对自身身体状态的监控。不幸的是，太多美国人过早死亡，这是可以避免的。通过形成健康的日常生活习惯，人们可以扭转那些损害，并且他们人生的多数时候都能处于人生健康曲线（衡量健康状态的曲线图）的顶端或者附近。

健康是什么

卡罗尔·里德是克利夫兰诊所业务部门的预算专家。在三四十岁的时候，她发现自己的体重在不断攀升。50 岁生日时，她的体重达到了

216 磅，"这不是病态肥胖，而是肥胖。"她说。她的丈夫吉姆的体重也超重，并且引发严重的健康问题。这 14 年来，他因为肾结石反复发作，每月都得去一次急诊室接受治疗。他服用的控制疼痛的药物让他无法持续正常生活。医生告诉他如果减肥的话肾结石将会变少。多年来，他都努力尝试减轻体重，但是没有成功。

2011 年 9 月，吉姆决定采用克利夫兰诊所的医疗保险所提供的监督减肥方案。这个项目让他吃高蛋白质食物、大量的蔬菜，不能吃糖。他在两个星期内减了 15 磅，这引起了卡罗尔的关注。她决定也尝试这个方案，他们的大女儿也参与了。在 9 个月的疗程之后，吉姆减了 100 磅，卡罗尔减了 92 磅，他们的女儿减了 72 磅。他们的小女儿随后也采用了这个方案并减了 40 磅。他们都是爱吃甜食的人，卡罗尔说在减肥开始一周后，他们对甜食的欲望就降下来了。"其实没有那么难。当你发现方案开始起作用的时候，就更容易执行下去了。这是生命的一种改变，你必须一直坚持下去。"

到了 2013 年，在进行减肥方案两年后，这个家庭的成员仍然维持着较低的体重。一旦减至目标体重，他们就可以在饮食里恢复原有的一些食物。"我感觉好多了，"卡罗尔说，"我的膝盖不疼了，我有更多的能量，我变得更开心，人们告诉我，我变得不同了。"她大笑道："我以前在杂货店拿下层货架上的东西时都需要帮助。现在我再也不需要那样的帮助了！"全家人都看到他们的健康状况在改善，有了更好的血压和胆固醇指数。到 2013 年 4 月的时候，吉姆患有肾结石已经有两年了。

卡罗尔每天早上 6 点就得开始工作。在工作日，她每天早上 3 点起床，运动 45 分钟。她和她的家庭成员都得到了克利夫兰诊所员工健康计划的持续支持。他们每两周在营养师那里就诊一次，并且可以随时通过邮件进行问题咨询。他们定期测试血液，刚开始每周测一次，后来变成了两周测一次。他们的保险涵盖了一切费用，减肥成功意味着他们额外的医疗费用降低了。卡罗尔说："这些计划鼓励了办公室里的每一个人，现在，健康是一个很大的关注点，它为我们不断地改善生活创造了积极的环境。我很高兴我终于做到了，它改变了我的生活！"

当一些人听到类似健康的词汇，他们会自动屏蔽掉。他们把健康和妈妈禁止看电视和禁止吃太多糖果这类事情画上了等号。认为健康都是那些他们被禁止的事情，但他们错了。健康是一个相对比较新的概念。有一种古老的理念叫"治未病"，即采取相应的措施，防止疾病的发生发展，通常会强调什么不该做，如吸烟、饮食不健康，或者饮酒过量。

健康的概念更加宽泛和积极，它以一种积极的心态来进行疾病预防，它鼓励人们拥抱生活，享受健康，并专注于与健康生活习惯相关的乐趣。健康理念并不是剥夺人们所享受的乐趣，相反，它丰富了人们的生活，教育人们爱护并善待自己的身体。当人们生活的每一刻都充满了于他们的健康有益的食物和事情时，人们就没有心思再去垂涎夹心面包或芝士汉堡了。

禁烟运动

在我成为 CEO 不久之后，克利夫兰诊所决定向前再跨一大步——解决吸烟问题。作为一名年轻的外科医生，我进行过数百场肺部手术。健康的肺通常是亮粉色的、柔软的组织，在我的患者中，几乎所有吸烟的病人以及肺癌患者的肺都是又硬又黑。我父亲也吸烟，他死于肺气肿。我知道一切都来不及了，我已经无法帮助这些患者，包括我父亲，这让我非常懊恼。这是我的亲身经历。

在 2004 年，克利夫兰诊所宣布，我们将在旗下所有医院、家庭健

康和手术中心、行政中心和停车场禁止吸烟。员工在医院的所属空间
范围不能吸烟，包括停车场。保安人员若遇到了吸烟者会要求他们不
要吸烟。同时，克利夫兰诊所提供免费的戒烟课程，用来支持任何有
需要的员工。在禁止吸烟的几个月以前，3 000多员工享用了免费的尼
古丁替代贴片。在一年之内，超过99%的员工和95%的探访者都遵守
了这项政策。

接下来的一年，在国家投票中，俄亥俄州的反吸烟倡导者成功地通
过了一项名为"无烟俄亥俄"的提案，该提案倡导在所有公共场合禁止
吸烟。当时，支持这个提案的呼声很高，它似乎很快就能通过公投了。
这时，烟草业在州公投中设法通过另外一项叫"少烟俄亥俄"的提案。
该提案将会允许在许多公共场所吸烟，这将颠覆现有的城市和县级城市
的禁烟令。烟草业对此做了大量广告宣传，让人们分不清楚这两项提案
的内容，造成投票结果充满变数。

克利夫兰诊所的健康项目中，医生会讲述二手烟的风险，劝说当地
的体育团队和报纸认同无烟提案，并与之前的外科医生（就是报道二手
烟风险的作者）一起为无烟提案安排了一个新闻发布会，还通过雇员健
康委员会网络中的约10 000名员工做基层宣传。

这是克利夫兰诊所第一次投入这样一个激烈的政治事件中去。很多
人不喜欢我们的公开立场，罗伊森博士说他至少收到过三次死亡威胁。
但"无烟俄亥俄"的提案最终还是通过了，"少烟俄亥俄州"的提案则被
放弃了。俄亥俄州的报纸都将这次成功归功于克利夫兰诊所。俄亥俄州
人民声明：他们想要健康。

有利的结果让克利夫兰诊所有了进一步斗争的勇气，我们同样也想
奖励该州人民的勇气。几个星期后，克利夫兰诊所发表声明，他们将会
为凯霍加县（包括克利夫兰）的居民提供免费的戒烟治疗，从2007年1
月起，为期6个月。俄亥俄州也通过俄亥俄戒烟热线提供免费电话咨询，

克利夫兰诊所也为那些致电戒烟热线或在没有医疗保险的县级诊所中参与了戒烟小组的居民免费提供尼古丁替代贴片。克利夫兰诊所也提供免费的网络戒烟计划，而且向 22 个社区中心捐赠了电脑。活动期间，全县拨打戒烟热线的电话增加了三倍。10 000 余名吸烟者参与了戒烟治疗，其中 6 600 人成功戒烟。

紧接着，在 2007 年 6 月，克利夫兰诊所开展了一项历时较长的关于无烟的工作环境的研究，我们收集了员工和经理们的意见，与其他实行了这类措施的公司进行了探讨。最终，克利夫兰诊所宣布，我们要成为美国第一个不雇用吸烟者的医疗保健核心供应商。

在三个月的尝试阶段，我们测试了所有新雇员的尼古丁级别。那些测试呈阳性的人将会被解雇，同时，诊所也为他们提供免费的戒烟治疗，鼓励他们成功戒烟后重新应聘。自从实行这项政策以来，医院已经取消了近 2% 的职位录取。虽然一些吸烟人士拒绝在克利夫兰诊所申请工作，但也正是因为这项政策，应聘人数增加了 16 倍。

凯霍加县曾是俄亥俄州吸烟率最高的地方，该县吸烟率高达 26.5%。2009 年，凯霍加县成为俄亥俄州吸烟率最低的县。克利夫兰诊所的措施不仅拯救了人们的生命，还帮助凯霍加县境内的企业每年节省了 3.3 亿美元的医疗保健费用。这意味着，凯霍加县境内企业相较于俄亥俄州吸烟率较高的企业而言，更加有竞争力。

在克利夫兰诊所，超过 15% 的雇员习惯吸烟。2013 年，这个数字略低于 6%，这节省了约 700 万美元的医疗成本。也就是说，每在禁烟上花 1 美元，克利夫兰诊所就节省了 4 美元。一旦吸烟率下降到 2.1%，克利夫兰诊所将会节省 3 600 万美元的医疗保险成本，同时，不雇用吸烟人员节省了 1.14 亿美元的开支。成本的减少与消除二手烟相关，这项举措带来的成本减少是无法量化的。

虽然数据很重要，但发生在克利夫兰诊所人们身上的真实故事也非常动人。2007 年，凯伦·怀特利被诊断为肺癌，她马上采纳了医生的建议，报名参加了戒烟课程。她 48 岁的儿子大卫正巧和她在一起，所以他也去了。大卫是一名长期吸烟者，他的妻子希拉也吸烟。在和母亲参加完戒烟课程之后，他觉得自己获得了很多知识。看到母亲患了这么可怕的癌症，他也决定戒烟，他的妻子也一起开始戒烟。

2013 年的时候，怀特利家中的三个人成为了"曾经的抽烟者"。卡伦从肺癌中恢复过来，而且状况很好。大卫说感觉越来越好："我呼吸得更好，胃口也更好，我能做更多的锻炼，而且再也不频繁地咳嗽了。"这个家庭也节省了很多钱，大卫和希拉曾经每天抽四五包烟，每天买烟就要花费约 25 美元。

大卫还说，改掉这个习惯之后，他更有自信心了，他从一名工人提升至设备管理人员。"戒烟咨询服务给了我很多帮助，我知道了什么会诱发我吸烟，我知道如何避免这些诱因。我明白了只要忍耐几分钟，那种渴望就会过去，而这对全家都有好处。"大卫说。

合理膳食，加强运动，减少压力

从一开始，克利夫兰诊所的戒烟运动也为其他健康项目拉开了序幕。关注合理营养便是其中一项。在 2004 年成为 CEO 之后，我努力尝试把麦当劳从克利夫兰诊所撤走。我认为，作为一个医疗保健供应商，向患者和探访者提供不健康的快餐食物是对他们的误导。

作为一个经验不足的"新官"，我没有考虑我们已经和麦当劳签订了长期合同，所以不能将他们撵走。我的这种尝试在媒体界引发争议，我成了知名的"巨无霸攻击者"。最终，我和麦当劳的高级管理人员进行了沟通，他们同意做一些改进：在克利夫兰诊所的麦当劳里，不再销售三层芝士堡，修改它的广告，提供蔬菜沙拉和苹果片，选择使用零反式脂肪油来炸薯条。虽然这不是我们想要的全部，但也算是一次很好的进步。

当然，仍有大量的工作尚未落实，克利夫兰诊所在分阶段实现它们。自从我们开始关注肥胖问题，我们在数年内彻底摒弃了自动售货机和自助餐厅，最终在我们的食物采购和菜单上做出了40多种改变。为了符合罗森医生的健康饮食处方，医院逐步淘汰含糖和含有反式脂肪、饱和脂肪、非全谷物的食物。在做出这些改变的第一个月后，取消含糖苏打水导致现场自动售货机销售额下降60%。不过其销售额最终还是上升了一些，跌幅稳定在30%。

与此同时，餐厅里符合克利夫兰诊所的营养指导方针的食物被标上一个特殊的标签，上面有一个绿色圆圈，里面写着"推荐"。这些食物的销量迅速上升，后来，克利夫兰诊所所有的站点都使用了这种标签，它甚至被应用于当地的连锁超市，超市里的33 000个产品中有1 600个被贴上了这个带有"推荐"的绿色圆圈标志。2009年，在提供给患者的55个日常菜谱中，有36个符合绿色圆圈标签的标准，而一年前还没有菜谱符合这个标准。

由于新鲜的食物更加健康和美味，2008年克利夫兰诊所在主院区设置了一个农贸市场，这种做法很快扩展到多个下属机构。当地无业居民接受耕作培训，两块大面积空地转化为"实验田"。主院区115平方英里土地中的蔬菜都是有机种植，克利夫兰诊所承诺会购买所有带到农贸市场的农产品，而不是由员工、患者和社工零散购买。

克利夫兰诊所的另外一个健康项目便是鼓励员工和他们的家属锻炼及减肥。诊所免费提供健身中心、曲线健身房和相应的会员卡。来健身中心健身的心脏外科医生增加了5倍。这些医生之前没有进行定期锻炼不是因为会员费，而是因为之前还没有倡导健康的文化。如今，他们明白了：克利夫兰诊所倡导健康。

诊所已经实施了多项其他的锻炼项目和措施。我们在很多电梯旁都贴有提示，建议员工将步行上楼当成一种更健康的方法。"美好形体"是一个基于团队的运动项目。在清晨和傍晚，所有的园区给任何想参与的人提供免费瑜伽课程，这些课程都非常受欢迎。2009 年，每周就为 2 000 余名参与者提供了 70 多节课。克利夫兰诊所的压力管理活动包括"个人经济基础"课程，通过影像和媒体软件进行教育与实践，我们会在所有公共场所播放舒缓的背景音乐，一周举办几次现场音乐会。

在发起多种锻炼计划的一年内，员工体重共减掉了 144 000 磅。一年后，他们共轻了 360 000 磅。他们变得更苗条、更积极、更有活力，也更开心。

一些人批判克利夫兰诊所在对待吸烟、含糖饮料和其他不健康食物等方面的态度过于强硬。克利夫兰诊所的本意仅仅是拒绝不健康的行为，而不是阻止员工以他们喜欢的方式生活。大部分员工都深深地感受到了这一点。

经过这些，员工敬业度提高了，这是衡量员工工作时快乐程度的一种方式。很多员工谈到当他们发现生活更加健康时会有意想不到的喜悦。罗伊森医生说，他在院区里穿行的时候都会被满怀谢意的员工包围。在减肥与锻炼的过程中，克利夫兰诊所的很多护理人员非常努力地改掉自己的坏习惯，并且生活得更健康了。因为这项计划，一名红色外套的接待员在 30 岁之后戒烟了，他说："我现在感觉好多了，我希望我看起来更好！我的孩子们很开心。这是一种极好的感觉。"

有效的激励措施

尽管尽了最大的努力控制成本，2009 年克利夫兰诊所在医疗成本上仍然花费了 4 亿美元，这个数字比 2008 年增加了约 6%。显然，这种趋势是不可持续的。同时，我们也发现了克利夫兰诊所的 40 000 名员工中有 3 000 人患有糖尿病这一事实，而其中只有 15% 的人定期看医生，进行健康管理。这样的结果是，员工的疾病加重了，增加了诊所不必要的负担。患有其他慢性疾病的员工也有类似的趋势。

为了扭转这些趋势，遏制相关成本，克利夫兰诊所为员工支付的保险费用提高了 21%，但我们会根据员工的健康程度和他们是否报名参加健康或疾病管理项目来调整保费。身体好，并且经常锻炼和进行健康活动的员工，其保费不会有增长。患有糖尿病这类慢性病，但是参与了健康管理项目的员工保费涨幅仅 9%。变化最大的是，之前患有慢性疾病但是参加免费疾病管理项目的员工，他们的保费会下降 4%。

这些保费的改变所带来的医疗成本的节省是实实在在的。长期生病的人，如果对自己的健康负责的话还可以节省上百美元。这项措施正如预期的那样起作用了，参与慢性疾病管理项目的员工比例飞涨到 60%。员工间因哮喘、高血压和糖尿病住院治疗的情况降低了 20%。

不像美国的其他医院，克利夫兰诊所通过实施多种健康措施来稳定我们的医疗成本。2012 年，我们每名员工每个月的医疗成本保持稳定。2010 ~ 2013 年，我们在健康领域的投资为诊所节省成本近 1 500 万美元，而这个数字会继续增加。

2013 年，克利夫兰诊所针对员工的配偶，推出了相同的激励项目，尽管我们预期有一些员工及家人会反对，因为他们会觉得诊所干涉了他们太多的个人生活，但是克利夫兰诊所知道，不管对员工还是对医院而言，这都是一件正确的事情。当员工的行为得到大家的支持时，他们更愿意培养和保持一些好习惯。

克利夫兰诊所不是收获健康投资回报的唯一一家机构。另外一家类似克利夫兰的大型机构——涂料生产商舍温—威廉姆斯在它的总部推出一个健身中心，实现了每花费 1 美元则获得 3 美元的成本节约，同时还提高了生产率。舍温－威廉姆斯还实施了其他的健康计划，他们的医疗成本也逐渐稳定下来。[4]

研究表明，在大机构实行员工健康计划一般都会起到很好的作用。美国进行健康干预后，每年每名员工仅花费了 144 美元，却节省了 358 美元。员工的平均医疗成本减少了约 3.37 美元，在员工的健康计划上每花费 1 美元，则减少约 2.73 美元的旷工成本。而且，激励措施也会刺激增加参与员工人数的增加。从经济的角度来看，对于正在努力保持竞争力的其他商业机构而言，保持健康是一个能帮助自己获胜的措施。

前进的道路

克利夫兰诊所持续推动机构和员工更加健康。健康机构正在努力将生活方式和营养咨询整合进克利夫兰诊所的整个医疗实践中。克利夫兰诊所像公司一样分拆了各健康相关业务单独成立公司，其中包括一家基于电子邮件的培训公司。在健康研究所的网站上提供了大量有关健康的信息。

最终，克利夫兰诊所的初级保健医生开发出了一个新软件来鼓励患者回答五个健康方面的问题（吸烟、锻炼、营养、睡眠和压力）。用户可使用智能电话、平板电脑，或医生的电脑进入系统，该系统融合了电子病历（EMR）的相关信息。根据患者的回答和他们电子病历里面的信息，新产品将会让医生针对特别的健康问题（例如，吸烟者会被送去参加戒烟计划）或是一般的保健作出建议总结。它还会显示病人的健康图表，这个图标会随着时间的推移显示变化趋势，这样患者和医院可以共同解决特定的生活方式和身体问题。

克利夫兰诊所继续着健康之旅，因为它是我们对护理人员、患者和国家承担的责任。不仅如此，健康也是每个人的责任。同时，政治领袖也可以为此做得更多。平价医保法案（ACA）中有一些有帮助的条款，例如医疗保险承担每年一次的健康体检费用，可支付医疗法案赋予了类似克利夫兰诊所这类医疗机构维持人们健康的责任。虽然政治领导人一般都不愿意像克利夫兰诊所那样直接和烟草企业或者是食品产业正面接触。但考虑到约20%的美国人口还在吸烟，60%或者更多的人口超重，经济成就被医疗成本掩盖，美国政府需要采取更强势的行动。作为一个社会，美国需要弄清楚自己应该为人们提供健康保健，而不仅仅是疾病的治疗。

未来的10年里，美国将会面临一些艰难的抉择：要么在健康方面下功夫，要么置之不理，但这会直接扼杀经济，同时还会牺牲教育等重要领域。选择健康似乎是迄今为止最好的路径。为了取得进展，需要将员工、教育家、医疗机构、立法者、城市规划师、食品加工者和食品销售者联合起来。这样一个联盟可以促使人们对自己的健康负责，这个联盟为其提供正确的工具、教育、措施和引导。

最后，不管怎样，每个个体必需采取行动来更好地照顾自己。那些处于健康状态的人群则需要保持自己的健康方式。那些需要在一些领域进行改善的人则可以从小小的改变入手，来开展他们的健康之旅，并将其坚持到底。下面是一些人们可以立即采取的基本行为步骤：

（1）吸烟人群应该主动告诉他们的医生，参加戒烟计划。

（2）想定期进行锻炼的人应该买一个计步器，每天走10 000步。一周增加30分钟的举重练习，同时进行三个20分钟的有氧课程。找一个搭档可以帮助你保持继续锻炼的习惯。

（3）当看望他们的初级保健医生时，患者必须与医生讨论其"五大指数"：空腹血糖、血压、油脂、甘油三酸酯和身体质量指数。任何参与医疗保险的人都应该进行年度健康检查。

（4）患者每晚必须保证 6.5 ～ 8.5 个小时的睡眠。

（5）患者应该避免如下食品成分：饱和脂肪、反式脂肪、添加糖、糖浆剂和任何除了 100% 全麦谷物的其他谷物。

克利夫兰诊所的经验能向美国展示的就是：采取行动就可以有所收获。这需要持续的努力、足够的重视以及坚定的决心。

第 7 章

在不同的地方提供舒适并有价值的医疗服务

2013 年的一个清晨，在睡梦中的泰德·卡罗尔突然被胸口的一阵疼痛惊醒，这种疼痛蔓延至整个左胳臂。泰德怀疑自己是心脏病发作，便立刻赶往最近的急救室。早晨 6：02，他便到达了位于俄亥俄州温特斯堡市郊区的家庭健康及手术中心，该中心由克利夫兰诊所运营。

急救队火速赶到，处理心脏病突发事件一定要争分夺秒。在等待急救队赶来的这段时间里，泰德心肌遭受的损坏越来越严重。到了 6：06，护士为泰德进行了检查。6：10，急救中心内科医生为他做了心电图检查，确诊泰德是心脏病突发。6：18，他拍摄了 X 光。情况非常紧急：他的左下动脉堵塞，而心脏的血液供给主要来自左下动脉。如果医生不尽快想办法让动脉血液畅通的话，那么泰德将会有生命危险。他需要做心脏导管插入手术，这种手术是将一个支架通过导管深入动脉的腹股沟里。

在美国，只有 20% 的医院有能力为心脏病人进行插管手术、治疗和康复综合服务，克利夫兰诊所主院区就是其中之一。不过，在这 20% 的医院中，极少有医院能够在一个小时以内完成为心脏病人进行登记记录、进行病情评估，然后召集好一支团队到导管插入室，并开始手术。研究表明，约有 1/3 的心脏病患者没能挺过 90 分钟的等待时间，但泰德是幸运的，他没有等待太久，因为从温特斯堡到克利夫兰诊所主院区的这 25 公里的路途，他乘坐的是直升机而不是救护车。

作为克利夫兰诊所众多病人中的一位，泰德在该诊所广泛覆盖的医疗网络中受益颇多。在那天早上 6：20，也就是泰德到达温斯特斯堡市郊家庭健康中心后的 18 分钟，通过一架配备好充足医护用品和人员的直升飞机到达了该中心。温特斯堡急救中心的工作人员紧锣密鼓地展开急救工作，护理运输团队将泰德移送到病床，进行静脉注射，给他服用阿司匹林和其他药物。6：30 他们将泰德移到室外，并抬到直升机内。6：35 护理运输团队与泰德乘坐飞机，以每小时 170 英里的速度共同飞往温特斯堡市区。10 分钟后，他们就到达了克利夫兰诊所主院区。6：55，泰德被推送进导管插入室，在那里，手术团队已准备就绪。团队开始实施手术，通过植入支架进行修复使血液畅通流入心脏。插管手术在 7：05 完成，从泰德到达温特斯堡市郊的急救室到在主院区完成心脏插管手术只用了一个小时零三分钟。

系统的力量

泰德的获救得益于出色的医护团队，但从更宽泛的层面来说，也同样要归功于医疗系统的发达。克利夫兰诊所不仅仅在一个区域提供护理服务，它还将这种医疗服务设置成医疗网点分布在俄亥俄州的西部（包括佛罗里达州、内华达州、多伦多、阿布扎比）。如果用图形来表示这个系统，它像是一组同心圆。在系统的中心是主院区，主要用于处理综合且复杂的事务。从中心往外的第一个圆环上分布着 16 个家庭医疗中心，用来预约进行例行检查，还用于一些特殊预约以及一些小手术。它们中的有些部门（例如温特斯堡）都开设了急救部门，并拥有直升机。

接下来的圆环上分布了克利夫兰诊所的8家社区医院，这些医院向周边的社区提供诊疗服务。这些机构内的员工全部由社区和克利夫兰诊所的医生构成。最大的一个圆环代表病人的家。如上所述，克利夫兰诊所开创了医疗护理的的先河——我们通过电子监控将在家的患者与医院连接起来，并进行追踪随访及其他方式的服务。这种系统能迅速进行医疗项目的布阵，例如"家庭心脏护理"项目，这个项目可以帮助像泰德这样的患者更早出院。除了这些项目，克利夫兰诊所的线上资源也让患者可以通过网络向世界各地所有克利夫兰诊所的医护人员进行咨询。

克利夫兰诊所在1990年就开始建设并不断完善自身的网络系统。实践证明，这种区域医疗系统能给人们带来福祉，或将引领医疗健康系统的未来。这种转变有着经济上的原因：比起纯粹以执行医疗护理为主的机构，政府越来越多地向以这种价值为导向的机构提供补偿。

提供更多的价值是驱动独立医院、诊所及其他医疗机构参与进来的主要力量，这是关于生死存亡的问题。他们意识到不能再像以前一样持续毫无效率地经营，所以他们集中资金使用以缩减成本、改善流程，并在新的医学科技上进行投资。这种医疗资源的整合促使形成了一些大型"玩家"，这与电子、出版、制造和食品生产等行业的情况非常相似。

一些人认为这种变大的趋势并不好，但是在医疗健康产业上，大规模发展是有益的。小医院通常将自己定位为"小而全店铺"，什么病都能看。但最终它们发现，这种试图"为所有人群提供所有领域上的服务"的目标只会让它们没有任何一个细分领域是精通的。国家医疗健康系统更加注重价值而不是医疗网点的数量。一个大型的医疗机构可以向多个医疗网点输送服务，将服务集中在某个特定的地点实施，并且可以帮助医护人员成为他们所在领域的专家。

通过集中这些有更多特长、更高价值的供应者和医院，整合医疗系统变得更加合理化，这将彻底改变医疗健康服务，患者能在医疗上得到更高质量、更低成本的服务。个体医院单靠自身根本负担不起精细化信息技术、医疗航空、及其他基础设施的昂贵费用，更无法将这些系统整合在一起为，在各个区域内进行医疗供应的无缝交接服务。克利夫兰诊所称之为"在正确的时间、正确的地点、进行正确的医疗服务"。

系统的医疗健康服务也同样会是更舒适的服务。在医院的时候减少，更多时候是在家进行医疗护理，家是自己熟悉的地方，而且有亲人们的陪伴。

改变时间，改变医疗护理

对那些与地方独立医院紧密相关的人来说，地方独立医院的衰退使人怅然若失，但是这些医院确实已经过时了。有一段时间大家都认为卧床休息是最好的休养方式，而如今的观念却与之大相径庭，大家认为躺在一栋满是病患的楼里会更加危险。之前的老观念越来越不受追捧，因为 21 世纪的病人要求缩短在医院的停留时间。很多病人患有慢性疾病，只需在门诊部就诊。医疗的进步意味着就算遭遇心脏病突发、臀部受伤等急性状况，也可以减少住院治疗的时间，将医疗护理工作转向家中进行。

专业化是另一个趋势，它使传统的医院成为过去。大多数社区医院都是在治疗手段较简单的年代建立起来的，在那个年代，一所医院就应该是万能的。随着时间的推移，医学领域出现了无数的分支学科与亚学科，对患者的治疗手段也越来越多，技术更加进步，并且更加精细复杂。然而，还是有很多人希望医院是全能型的。

在任何一个行业中，当一个地区只有一个经营者存在时，哪怕它应用的是过时的经营模式，也会被当作一个好的模式。但是在有成千上万机构的医疗健康行业中，所有机构都必须参与竞争，最大限度地提供服务。当每个机构提供同样的产品和服务时，消费者将寻找价格最便宜的那个机构。如此一来，为了竞争，这些机构便纷纷降价。然而为了保持低价，通常需要减少其他方面所能提供的价值以达到平衡，例如可能降低质量。随即，消费者得到的体验在各方面都有所下降。在制造领域，减少价值意味着较便宜的产品会更快地被取代。在健康医疗领域，这种赌注相当高。

　　在现代医疗领域，最引人注目的趋势之一就是对医院服务质量要求的下降。无论什么时候，美国的医院都有 40% ～ 50% 的空床率，然而，竟然几乎没有医院因此而关门大吉。患者却要为此付出代价，因为这些低效的医院需要太多的维护运营成本，而这些费用主要来自患者。正如一项重要的研究发现：在美国，医院费用占据医疗支出最大的份额，医院费用也是医疗费用增长的主要来源。根据这项研究的测算，美国人医疗支出的 41% 适用于维持医院运营。

　　美国人不仅在医疗上支出巨大，而且也无法从小医院获得优质的护理服务。数百项研究表明：那些接受综合治疗或有手术需求的病人，如果遇到有相应条件的治疗中心，那么除了做综合治疗或者手术之外，还需要更多的相关服务。特别是艾滋病、胰腺癌、食管癌、腹部主动脉瘤、先天性心脏疾病等几种病，护理的意义重大。一个能够治愈这些疑难杂症，且具有庞大接诊量的医院需要有更多经验的团队和更好的治疗方案，因为在治疗阶段，可能会遇到潜在的并发症或者变异的情况。

　　一般的社区医院没有这方面的经验。就算一天可以接待 100 名病患，但只有少数的病患会有相同的病情，即使在众多社区医院互相联合的情况下，各个专业领域的外科医生也不可能有足够的实践经验帮助自己提高竞争力。一个医院集团可能一年会有 150 名冠状动脉问题患者，但是如果每一个集团内的医院都有自身的心脏门诊部，那么这150名患者将被分配到各个医院的系统下。这也就意味着，仅仅一家医院或者外科医生可以参与具有典型代表意义的疑难杂症的手术操作中来。

以服务范围为基础的竞争方式是错误的。患者应从另一种竞争模式中获得利益，那就是以价值为基础的竞争。提供优质服务的医疗机构应该是由高效、专注于各个领域的科室组成。从整体上来看，每位病人将以最少的花费得到最优质的服务。

塔比瑟的故事

塔比瑟是一个20岁的姑娘，居住在俄亥俄州菲蒙市。她患有先天主动脉瓣狭窄疾病，这种疾病是由于心脏的主动脉阀过窄或者不能充分打开而导致血液流通不畅引起的。她小时候住在艾奥瓦州时去看过医生，但是没有发现任何症状。然而2011年怀孕之后，她开始出现呼吸短促、虚弱、心悸和肿胀的症状。她身怀六甲但又不得不做心脏手术，这种高风险令当地的医生十分担心。他们将她转诊给克利夫兰诊所的两位专家：产科的艾米·梅利诺医生和治疗先天性心脏疾病的理查德·凯斯克医生。

"像塔比瑟这样的心脏病患者心律失常、心力衰竭，甚至中风的风险都加大了，"理查德·凯斯克医生这样说，"在怀孕期间会有很多变化，比如液体转移，这将导致心脏负荷加重。如果有必要，在孕期，我们可以进行药物治疗、导管插入治疗甚至手术。"这两个医生频繁地对塔比瑟进行检查，最终决定不采取手术。

最初，塔比瑟接受了克利夫兰诊所旗下的一家叫Chestnut Commons的市郊家庭健康中心的护理。正如梅利诺医生所说："我们能在Chestnut Commons为她做超声检查，跟踪宝宝的成长并降低宝宝出生时体重过低的风险。塔比瑟去了费尔文医院，因为在那里的儿科医生可以给宝宝做超声波心电图，检查心脏的健康问题。"经过检查，宝宝没有问题。不过，随着孕期的增加，塔比瑟仍会出现呼吸急促和其他症状。

医生和塔比瑟都担心顺产或剖腹产的局部麻醉会加重塔比瑟心脏的负荷。他们决定对塔比瑟进行全身麻醉的剖腹产。他们将这场手术安排在特别分娩手术室（SDU），手术室位于主院区内的克利夫兰儿童诊所内。

2012 年，特别分娩手术室和克利夫兰诊所合作。它是俄亥俄州第一家这种类型的机构，是一个多学科合作的医疗团队，具有母婴医学专业、胎儿放射线研究、新生儿学专家、遗传学专业、儿科手术，以及母婴先进看护管理等多方面丰富的经验，这在全国也极为少见。其他专业领域的专家，例如心脏病专家、肿瘤学家也会在需要的时候提供支持。

"对高风险的新生儿，有一系列的特殊护理，"梅利诺医生解释道，"我们为患有疾病的新生儿和潜在患有疾病的母亲进行护理，并促进这个机构不断地革新进步。如果有一个有先天缺陷的新生儿在出生后需要马上做手术，或者一位母亲要进行特殊护理，那么我们可以为他们提供这个服务。我们甚至有能力为新生儿和母亲同时做紧急心脏手术。我们团队的工作成员都是综合医护领域的专家。我们能够帮助准妈妈们体验最正规的生产经历，并且将妈妈和她的宝宝放在同一个地方享受医护照料。"

在塔比瑟的案例中，一切进行得都很顺利。她最后产下了一名重量达 7.8 磅的女婴，取名叫奥利维亚·罗斯。医生担心奥利维亚会像妈妈一样出现主动脉瓣狭窄的情况，不过检查显示她心脏的各项指标正常。奥利维亚被放入了新生儿重症室（她是健康的）进行了 24 小时的心脏重症监护。塔比瑟被移送至特殊病房，和她的宝宝一起度过了开心的时光。在 2012 年 10 月，塔比瑟经历了一次替换心脏阀的手术，手术很成功。到 2013 年，母女俩都还很健康。

对比 10 年前，塔比瑟现在在克利夫兰诊接受的医护服务质量很高并且花费合理。20 世纪 90 年代，克利夫兰诊所有 6 家医院拥有产科，包括主院区。据统计，有些社区医院每月只有 20 个新生儿出生，而另一些则高达 80 个甚至更多，克利夫兰诊所认为这些医院的运营效率很低。那些每月出生 20 个新生儿的医院，新生儿并发症的比例会更高，因为医院产科医护人员在接生方面的经验很少。作为团队，他们的表现不佳，因为他们没有机会建立能帮助他们熟练操作的工作路径与协议。

克利夫兰诊所将旗下所有医院都看作同一系统，于是在两处医院尝试统一例行工作，降低分娩风险。果然，产妇并发症患病率减小了。同时，对从预约到护理再到出院指导的每一环节的服务进行了改进。医护人员对于产妇分娩司空见惯，因为他们每天都在处理这些事。所以，他们能够预测到风险、能改进服务流程、根据可预测医疗耗材量进行采购、将成本控制到最低。

通过同样的系统途径，克利夫兰诊所提高了对像塔比瑟这样的高危妊娠孕妇的护理水平。他们将常规产科搬离主院区，这样腾出来的空间可以建造更齐全的产房，能应对复杂的分娩，同时还可以扩大照料早产儿或虚弱婴儿的重症监护室。主院区的产科人员在处理特殊生产方面则获得了更多的历练。在此之前，这些员工一年仅经历过一两次特殊生产的问题，而现在他们每一两周就经历一次。这些阅历的增长帮助他们更好地降低产妇及新生儿并发症的风险，将成本控制到最低并获得最佳结果。

现在，来克利夫兰诊所就诊的孕妇享有最好的分娩环境。她们可以去社区医院享受优质的例行检查，享受临近家门的服务。如果是高危妊娠，便可以去主院区接受更先进的医疗护理，这些医疗护理系统的运营效率越来越高，并且总成本更低了。

由于之前只是在少数医院实施了改进，克利夫兰诊所决定将医疗护理标准化并进一步提升。我们将产科领导召集起来，研究如何减少剖腹产手术的数量，因为早产婴儿比顺产婴儿更容易患并发症，而且费用比平均水平高出 70%。2010 年，克利夫兰诊所统计了孕妇的数量并列了一个清单，筛选出在 2011 年确实有必要进行剖腹产手术的准妈妈们，减少那些本可顺产但非要进行剖腹产的准妈妈的数量。仅仅一年，机构就实现了这个目标，选择性剖腹产的数量减少，降到了产妇总数的 5% 以下。

产科只是克利夫兰诊所运用系统手段来提高医疗护理水平的一个例子，它还大力巩固、提升了分布在主院区和两个中心区的神经科、神经手术服务，这些机构的地理位置都在市区。从 2013 年开始，克利夫兰诊所覆盖区域内的中风患者，可以在克利夫兰诊所旗下的任何一个机构接受高品质的中风治疗服务，这些医院都有认证过的中风病治疗中心。如果中风病人需要更加专业的服务，就会被转移到神经中心，在这里，患者们可以享受相关的医疗服务，就像泰德突发心脏病时所享受到的一样。

进行更好的整合

在建立医疗服务系统初期，克利夫兰诊所合并了其名下的部分社区医院，但有一些单元仍然保持独立运营。事实上，一个机构用两个品牌标识不利于强化企业形象。克利夫兰诊所最后将两个品牌标识元素结合，创造出新的标识。这个看似很小的改变，却意义重大，它将克利夫兰诊所的诸多分支和资源合并成一个统一的"克利夫兰诊所"品牌。

将不同的实体机构整合，有四个方面是至关重要的：信息技术（电子病历）、重要的医护运输、护理路径、以患者为中心的家庭医疗。

克利夫兰诊所在电子病历系统上投入了大量的财力，这些投入帮助医护人员在系统中随时跟进患者情况，从病人到达医院，再到出院。例如，假设一位老人遭遇了车祸，他被送到主院区进行救治。在治疗过程中，医护人员得知这位老人有糖尿病，家在30英里以外的地方。在他出院后，主院区的医生就可以继续跟踪老人恢复的情况以及在康复诊所治疗糖尿病的情况。当地的医生也能获得同样的患者信息。之后，每当这位患者进行糖尿病治疗时，他的主治医生都会持续收到来自克利夫兰诊所医疗健康系统的相关通知。

一个对所有人开放的系统

电子病历的应用使克利夫兰诊所可以将医疗服务延伸到世界各个角落。威廉是通用电气的一位首席工程师，居住在南加州，他在一次与妻子和女儿一起旅行的途中遭遇了车祸。三个人都被救护车送到了离事发地最近的医院。在那里，威廉和他的家人接受了一系列检查，结果显示他们三人的伤势并不严重。但是医生却意外地发现了威廉的另一个问题：CT扫描结果显示，他右边的肾脏有问题。在此之前，威廉的身体没有一点症状和疼痛感，他丝毫没有意识到体内有一个物体正在生长，医生告诉威廉这是泌尿系统肿瘤。在他第一次约诊之后，外科医生告诉他，肿瘤已经恶化并且有90%的可能会扩展到整个右肾，而解决办法就是彻底地切除右肾。外科医生预测，按照这样的治疗计划，癌症不会复发的可能性为95%。"听了医生的建议，我难以接受，并且不知道该怎么办，"威廉说，"在那天之前，我一直都不知道我竟然身患癌症，而现在却要让我选择失去整个右肾的治疗方案。"他不知道这对他的未来将意味着什么。

威廉也向曾做过泌尿科医生的家人朋友咨询他的情况。他的一个医生朋友建议威廉寻找一种部分切除的治疗方式，这样就可以保留部分肾脏。短暂的交谈后，威廉想起公司曾提供过的医疗保健项目，这个项目应该可以为他提供关于他肾脏病情的另一些建议，并推荐最合适的治疗方法。

这个项目叫"个人在线医疗咨询计划"，可以为患者提供更多的医疗选择建议。这个在线项目的参考意见来自克里兰夫诊所的专家，这些专家拥有至少1 200次有价值的诊断经验。

"我承认自己对这个程序还是持怀疑的态度，因为我得到了非常多的治疗参考建议，"威廉说，"我得了癌症，我没有时间去浪费，我迫不及待地想尝试各种治疗方法。"通用电气的一个健康教练确信，威廉的案例可以成功通过Myconsult在线医疗护士的筛选，尽快得到克利夫兰诊所的参考意见回复。

在几天之后，威廉收到了来自罗伯特·斯坦医生的让人眼前一亮的回复，斯坦医生是克利夫兰诊所格利克曼泌尿外科和肾脏科研究所、泌尿科机器人手术（用机器人做手术）的主任。他有把握保全威廉的右肾，而只需从肾脏组织上割除肿瘤即可。机器人进行微创手术，只需要一个很小的切口，而全肾脏切除手术却需要切开一个很大的伤口。

"我对这个治疗手段仍然感到疑惑，所以我在网上找了一些调查报告，并在克利夫兰诊所官网上搜索有关肾切除的信息。他们都表示对于肾癌来说，切除部分肾脏是有效的治疗方法，"威廉说，"斯坦医生告诉我，做完手术后我右肾的70%得以保留，而对我来说70%的右肾能幸存下来比起只剩下一个肾要好很多了。"

在确认了当地的泌尿外科能够提供相应后续服务之后，威廉请医生为他安排了两周后的机器人局部肾切除手术。当地泌尿外科和斯坦医生在电话里达成了一致。手术之后，威廉住院恢复了一段时间。虽然当他回到南加州的家中时，仍然感到虚弱和疲惫，但他却特别开心，因为他的右肾不用全部切除并且不用接受化疗、放疗等治疗。随着威廉的逐渐恢复，他也通过在屋内和户外漫步、上下楼梯等训练逐渐恢复体力。很快，他就能和妻子一起慢慢走上 3 英里了。手术后的第五个星期，威廉回到单位兼职做基础工作，到了第八周，他便可以进行全职工作了。

虽然电子病历非常重要，但是整合不能仅仅在网络空间进行。克利夫兰诊所重要的医疗护理运输，比如用直升机将突发心脏病的泰德从郊区运送到主院区，将各种实体组织通过网络相互连接，这一点就是进行成功整合的第二个方面。运输团队包括可以在机构之间运输病人的救护车或者将病人从世界各地运往俄亥俄州的喷气式飞机。这一项整合要点的座右铭是"没有不能医治的病人，没有触及不到的病人"。例如在2013 年，克利夫兰诊所至少在 40 个州、20 个国家进行过病人的空中运输。医疗队伍在 1 万英里以上的高空使用呼吸机、执行实验检测、使用临时心脏起搏器并使用诊断图像设备对患者进行临时救治。

克利夫兰诊所成功整合的第三个方面是，发展和履行好护理路径，使医疗服务标准化。护理路径标准化意味着无论是在克利夫兰诊所的哪家机构，他们接受的都是同样标准的治疗服务。护理路径要求所有的医护人员达到同一水平，并且在为患者治疗的时候能提供最优且最经济的方案，得到最优护理效果。克利夫兰诊所也一直在持续发展护理路径，最终在集团旗下几十个医疗区域实现护理路径，大幅提升克利夫兰诊所提供的服务价值，确保患者在集团旗下的任何一个机构都能得到高质量的医疗服务。

确认了护理路径的重要性并不意味着机构要向所有的病患提供完全一样的治疗方案，不管是个别专业领域还是私人医生，应该一直坚持我们倡导的"个性化"治疗。因为，每个患者不尽相同，从某些护理的角度来看，医生需要仔细辨别出患者的独特需求。但是在有些情况下，如治疗中风，标准化会带来更好的服务质量与更低的系统开支。

神经学研究所的总裁迈克尔·莫迪克医生打了一个这样的比喻："我

认为，护理路径像一条宽大的高速公路，这里有很多个坡道和路线，一种模式并不适用于所有人。但是每一个在克利夫兰诊所的人都像处在同一条高速公路，这条路的优势是可以减少人们经历医疗过程中不必要的差错，这种差错往往会降低护理服务的整体价值。"

克利夫兰诊所机构整合的最后一个方面就是以患者为中心的家庭医护。这并不是克利夫兰诊所的专属概念，它是初级保健护理的一种模式，在这种模式下，医院会为每一个患者配备一支护理团队，不管患者去机构的哪家医院就诊，这支团队将全程陪护患者的治疗护理过程。

在克利夫兰诊所进行初级保健护理的患者会受到一支医疗团队的监护，团队成员可能包括初级保健医生或专科医生、护士、医生助理、医务助理、注册护士、医护协调员和药剂师。护理协调员有一个很重要的作用，就是要确保其他团队工作人员了解病人对护理方式的偏好（这同样是诊所设定的目标），从而实行正确的干预措施。考虑到药物使用的复杂性，我们配备了药剂师，药剂师可以帮助患者调理慢性疾病，例如高血压、糖尿病、充血性心力衰竭等。

在以患者为中心的家庭医护模式中，当病人入院，医院将通知他的保健医生。即便医院的其他医生在为这个病人看病，其进行后续医护服务仍将交给他的保健医生来负责。当病人去康复中心或者专业护理机构的时候，工作团队将会确认那里的安排是否与患者的需求保持一致、是否恰当。当病人需要去看某些专家门诊的时候，团队要确保患者能够成功就诊。

随着时间的流逝，团队成员和患者建立了非常深厚的关系，通过与患者交流化验结果、如何节食、如何锻炼以及药物治疗等问题来帮助他们预防疾病。同时，因为是整个团队参与，医生们可以有更多的时间来与患者进行一对一的交流。患者随时都可以去询问护理人员，这些护理人员了解他们的问题和他们的用药史，并且也非常关心患者的情况。以患者为中心的家庭医护模式的核心就是利用各种资源帮助患者获得并保持健康的身体。

更多时间在家进行医疗服务

患者经常会说他们有多喜欢"以患者为中心的家庭医护"概念。也许最大的原因就是患者在像克利夫兰诊所这样的机构中，他们会在医院少待一些时间，更多的时间是在家中护理，这样的方式让患者感到很舒适。为了让患者在医院感到轻松愉快，医院进行了很多尝试，但毕竟医院不能像家一样让患者感到舒服、熟悉、令人安心。

随着先进科学技术的发展，以及整合了广泛资源包括门诊中心、医生办公室、本地药店、来访护士和医生服务的医疗在内的医院系统的发展，病人不再需要像过去一样花大量时间耗在医院，医生和医学专家可以熟练灵活地安排很多疾病的治疗。实际上，医学研究报告表明，当一个高技能的医疗团队提供家庭保健时，病人会恢复得更快，感觉会更好，会更满意这种体验。下面，我们将以一个病人的故事为例。

约翰·克罗默是一位来自俄亥俄州坎顿的 71 岁的退休工程师，由于严重的膝关节疼痛，他只能长时间坐在家中的沙发上。他的医生认为他需要对膝盖做替换手术。通常，患者接受这种手术后要在康复中心待上三周——这个成本等于或超过手术的费用。离家这么长时间可能会让患者感到非常沮丧，表现消极。

但是，因为克利夫兰诊所社区医院新实施的"快速康复"项目，约翰在每次手术后只需在医院待三天便可回家。回家以后，他进行了康复治疗，而无须每周花三天在医院进行治疗，他在家完成了后续三周的物理治疗。克利夫兰诊所为他安排了一位理疗师配合约翰的时间表，去他家帮助他。这种方式使约翰与妻子、两个儿女及一个外孙得以享受天伦之乐。

正如约翰回忆说："我就是不明白，为什么在手术之后还要在医院待那么久，其实根本不需要待那么久。我需要在医院吃饭、服药、洗澡并进行物理康复治疗，而我本可以在家里做这些的。如果可以在家里进行这些物理治疗，会对我的康复有帮助——这是一种巨大的心理动力。再加上医生说的，我在医院的感染风险要比在家更高。那么为什么我不回家呢？回家有人照顾并帮助自己，我觉得这是可行的。理疗师为我安排好了一切，使我能专注于我的康复练习以尽快恢复。这项服务超出了我的预期！"

过了最初的康复时期，约翰在他家附近的门诊机构进行了以传统理疗为主的康复治疗，他花了9个星期恢复一个膝盖，6个星期恢复另一个膝盖。对约翰来说，花费1个多小时到主院区进行手术是值得的，在此之前他已经了解过他在克利夫兰诊所的大夫并相信他的医术。只是对约翰来说，要在手术后的几个星期里不断去克利夫兰诊所做理疗是一个不小的负担。

正如约翰的外科医生马克福·拉姆森说的，克利夫兰诊所针对髋关节和膝关节置换患者的快速康复项目并不是赶患者出院，事实上，员工们为术后病人设计了一个出院方案，帮助患者及家人准备好执行这个方案，并为病人的出院提前做了必要的安排。

"我们的工作就是在安全的前提下，尽快将患者送回家中。事实证明，如果你对他们进行一定的引导，并且尽量为他们提供合适资源的话，大多数病患可以在术后两三天后安全回到家。传统观念认为术后理所当然应该去康复中心，实际上这是错的。我们的操作方式是：在医院进行手术，我们会告诉你相关的安全事项与疼痛缓解方法，为你安排康复治疗，派人到你家里确认安全情况，让你的家人支持你，并在保证安全的情况下让你在几天之内便可出院回家。这样做比单纯地让患者进行康复训练更加有成效。

在 2013 年，这个项目启动实施。术后直接回家的患者数增加了，提高了患者的满意度并且减少了再入院率。我们的医疗服务质量得以提高，而医疗成本却缩减了。正如约翰所说，他比手术以前更加有活力了，他"重新开始他的退休生活"。病好以后，他重新开始打高尔夫，还去徒步旅行，家庭医护对约翰来说效果很好。

克利夫兰诊所为很多病人提供了家庭护理的机会。家庭护理中心致力于为患者在家中或转院到后期护理机构时提供最高质量的护理。该中心在 2013 年的时候有超过 400 位医护人员为 12 000 位患者提供日常护理，保证了对在家的患者和处在过渡时期的患者的医护服务质量。

该中心的在家临终关怀服务为患者在家中而非在医院里提供临终前的护理。家庭医护使传统的医生上门出诊的情况又复苏了，以前，需要静脉注射的病人只能去医院或诊所，现在，家庭输液药房项目可以改变这种局面，需要呼吸治疗、伤口治疗，以及患有糖尿病的病人都可以在家接受服务。

"家庭心脏护理"是家庭护理中心最有创新性的部分之一。"家庭心脏护理"项目始于 2010 年，帮助心力衰竭的病人更快地恢复日常生活。当病患在住院治疗期间，"家庭心脏护理"项目的护士会与病患见面，交代回家护理相关的药物治疗等问题。患者出院后，相关医护团队抵达病患家中，安装测量患者体重、血压、心率等健康指标的重要测量仪器。这些信息被传送到中心网络，并一直有医疗服务人员进行监控。离开后的头一个月，医疗团队定期为患者进行检查——若有什么问题，检查还会更频繁。

虽然克利夫兰诊所一直持续搜集心脏病患者在家的表现情况，初步结果显示，那些通过家庭心脏医护进行监控的病人，再次入院的次数更少，成效更加显著，他们住院的时间也更短。患者非常享受这种平静安稳的心情，他们知道那些医护人员一直都在跟进记录他们的状态，从未远离。"家庭心脏护理项目让我回归了正常生活，"一位病人说，"我曾觉得我好像失去了健康的自主性，而家庭心脏护理使我重获了健康的自主权。在我需要帮助的时候，可以在家里得到帮助。我可以通过电话进行咨询和学习，医护人员会告诉我怎么做才更好。我想我获得了一个新的生命契约！"

"大医学"更具优势

医学是个体的但同样也是商业的，人们从其他行业那里也可以获得相关行之有效的方法，像联邦快递、全食超市、苹果这样的大公司，它们的创新更好地改变了消费者的生活。它们提供了跨越地理限制的服务，它们在成本、配置和供应上利用规模经济，并在各个地区不断创新、快速传播新的政策和规程。这些企业的品牌成为了"质量"、"效率"和"责任"的代名词。最后，这些企业比小企业更加有效地满足了消费者的需求。

对数百万的病患进行护理，需要涉及很多综合学科，这使得医学成为与其他行业（如软件开发）非常不同，虽然二者都受益于基本原则的应用，但对医学来说，这意味着将健康医疗供应商整合到大的区域系统中，更加高效地聚集医疗中心、社区医院、地方诊所、医生办公室、药店和其他供应商，这种互相协作的模式使这些机构拥有最好的运营状态。

医疗健康系统在大幅度提高医疗水平的同时也减少了不必要的浪费。如果人们想保持健康，远离医院，他们可以提供所需的技术、知识和其他资源上的服务。

学习型组织理论先驱和商业的引领者彼得·圣吉写道："商业和人类都努力成为与众不同的组织或个体……我们喜欢把系统分隔开来，并且十分疑惑为什么我们真正关心的问题从没真正被解决。"[1]美国是时候解放传统独立的医院了，并应该在医疗供应商方面创建更多的工作网络。同时，应该加大某些转变，这些转变可以将各网络紧紧地联系在一起，比起各个板块的单纯相加，它能发挥出更大的作用。

　　医生和患者的关系永远是神圣的，没有什么可以取代一位真正富有慈爱心的医生的工作。医学正在远离护理极度本地化的模式。医疗中心不再是一个单个的实体建筑，它现在是一个随着空间和时间传播的系统，克利夫兰诊所的医生会在地球上监测国际太空站宇航员的心电图。

　　所有美国的医学学术中心、医院系统、医院和相关组织都在讨论如何互相协作，如何整合资源来降低成本，如何为病患提供更好的医疗服务，如何整合地区系统来提升医疗健康服务。美国的患者和市民们也可以带着这样的疑问共同参与进来。正如前总统约翰 F. 肯尼迪曾经说过："我们的共同点远远大于我们分歧点。"[2]当我们把竞争放到一边而创造共赢的时候，人们和组织才可以实现更多的价值。

第 8 章

量身打造的医疗服务

2013 年 5 月，女演员安吉丽娜·朱莉宣布了一个令人震惊的消息，在《纽约时报》登有一篇题目为"我的抉择"的文章，文章中说她最近做了乳腺切除手术。每年都有成千上万的女性患有乳腺癌并做了这种手术，随即还会做乳房的修复手术。但是安吉丽娜并没患有癌症，她非常健康。进行这种诊断治疗是因为她进行了基因测序并发现了一组突变的癌症易感基因 BRCA1。

使大多数的女性患者患上乳腺癌的因素有很多，包括密集的乳腺组织、接触某些毒素、服用避孕药、还有超重等原因。但是对于 5% ～ 10% 的患者来说，基因扮演着非常重要的角色。带有遗传性突变基因的女性，大部分人的 BACA1 基因比较显著，早期患有乳腺癌和卵巢癌并死于这些疾病的风险比较高。安吉丽娜·朱莉的妈妈 56 岁死于癌症，被诊断出来的时候是在 40 岁的时候。正如安吉丽娜·朱莉透露说，他的医生曾告诉过她这个残酷的事实：她患上乳腺癌的概率大约是87%，患上卵巢癌的概率是 50%。

安吉丽娜不一定非要做乳腺切除手术，这只是她的一种预防性选择。其他女性如果面临相同的情境，一般会考虑接受预防性化疗和整体治疗的方式。安吉丽娜选择手术是因为她认为同其他方式相比，这种方式的风险最低。这个手术减少了她换上乳腺癌的可能性，患癌概率仅为 5%。"我可以告诉孩子们不必担心会因为乳腺癌而失去他们的母亲。"安吉丽娜说。[1]

　　克利夫兰诊所的很多人都注意到了安吉丽娜的声明，不仅仅因为我们是她的粉丝。她的经历让大家更多地关注我们认为代表了 21 世纪医学前沿的个性化（或精确化）医疗。传统上，大多数的医生都是运用"一刀切"的方式来治疗患者。当你生病的时候，通常都是接受药物治疗，这种治疗都是依据医生的经验得来的。当你进行年度体检的时候，可以学习到如何预防慢性疾病，这些都是我们知道的、适用于普通人群的建议。但毕竟不是所有人都一样，我们在有些地方相同，在有些方面却不同。我们每个人都有自己的治疗偏好，并且我们每个人的基因基础不尽相同，这可能影响着我们的身体疾病，并且关系着我们对某些药物的反应。像安吉丽娜·朱莉那样，我们每一个人都有突变的基因易使我们患上某种疾病，或者降低了患某种疾病的风险。个性化医疗倡导提供更加适应病人身体和需求上复杂细微差别的医疗护理。

　　虽然驱动个性化健康医疗的技术目前处于初级阶段，但是发展速度相当快。2003 年，人类基因组学项目成功地绘制出一套完整的人类 DNA，包括所有的基因——称作基因组，该项目需花费 40 亿美元。2009 年，进行人类基因测序仅需 10 万美元。到 2012 年，这个数字降为 1 万美元或者更少。[2] 到 2020 年，这个价格或许会降到 1 000 美元——相当于一个常规核磁共振的花费。现在，你可以花费不到 100 美元，做部分基因组的测序项目。[3] 推进大数据分析，意味着我们要更好地弄清楚基因或者基因组缺陷会使我们得什么疾病。与此同时，大数据的广泛使用以及将电子病历变成一项临床工具，这些都意味着我们正越来越有能力实时应用基因信息来治疗病人了。

在未来几年，我们将对单个患者的基因结构有更多的了解。我们将运用这些基因信息来提供更加高质量且低成本的医疗服务。我们将有更多的检测技术（例如安吉丽娜·朱莉做的那些检测），并且这些检测会更加便宜（安吉丽娜的测试花费了 3 000 美元，只检查了 35 000 个人类基因里的 2 个而已）。我们对疾病遗传基础的理解将完全改变许多疾病的治疗与预防。

但是个性化的医疗护理不仅仅是先进的基因检测，它还涉及很多其他方面，如克利夫兰诊所及其他先进的医疗机构针对病人的个性化医疗服务所进行过的以及即将进行的尝试。克利夫兰诊所个人医疗服务中心的主任凯瑟琳·腾医生解释说，个性化医疗服务包括"努力学习并记录病患的遗传信息、个人或家族的病史、与健康有关的行为、文化和价值观，且将这些信用作个人疾病风险预测的工具，以便更加精确地管理疾病治疗"。[4]

试想一下，如前面的章节所述，用系统性的方式进行医疗工作，在正确的时间提供正确的医疗护理。随着个性化医疗护理的发展，我们首先可以在两个方面提供更好的服务：正确的时间和正确的医疗服务。正如在大医疗系统中的资源将允许这些机构提供更舒适、更体贴的护理，这些机构可以使自身更加了解某个病人的信息，并准确地满足病人需求。这样会相应地减少成本。在令人期待的未来，我们不是按一刀切的方式进行治疗，我们是作为独一无二的个体接受针对性的治疗。

如何开展个性化医护工作

长期以来，内科医生在为病人做诊断或提出预防疾病的针对性建议时，都要参考家族病史和病人的生活习惯。[5]个性化的医疗服务进一步提升了医疗人员的价值，使病人的医疗服务更具有含金量。

卡尔斯·英格医生是一位著名的遗传学家，她发现了几组导致癌症的突变基因。她也是克利夫兰诊所基因组医学研究所的创建人兼主席，并同时担任个性化基因医护中心的临床部主任，这个中心对病人进行科学调研并将调研结果应用于临床护理。正如英格医生记录的，古代中国的行医者懂得查看病人信息的重要性，以便提出一个专业的治疗方案。公元前 2600 年，中国的第一部医学著作《黄帝内经》写道："上工治未病，中工治欲病，下工治已病。"比起远古，现代医疗技术更加能够达到这种治病的医疗水平。

个性化医疗服务的应用可以追溯到 20 世纪中期弗朗西·斯克里克和詹姆斯·沃森第一次描绘出双螺旋结构的时候。到了 2011 年，科学家可以识别出 3 000 个基因，这些基因能够在分子水平上确定个体患上某些疾病的可能性。运用这些知识，我们能够预测谁正处于风险之中，或者趁着还可治愈，提前防止人们患上某些疾病。[7]我们通过遗传手段，在预测癌症风险上已经有了很大的进步。未来，我们将应用拓展至其他疾病领域。

我们曾经认为疾病分为普通的和罕见的。在对新兴起的基因学进行了解之后，我们便将所有疾病看作一个合集，而罕见疾病是这个合集内的一个子集，可以通过更为定制化的方法进行潜在治疗与预防。当医生通过标准方式来治疗特殊的病人时，这个标准方法不起作用，那么医生就该针对病患提出最适合他们的治疗方案或者使用新的方案，这成了试验与纠错的过程，导致了治疗效果甚微以及造成资金浪费。腾医生反映说："我们应该规避试错的方法，而直接对患者进行精准的治疗。从现在开始，我们需要做的就是基于基因组学上的发现，发展新的治疗途径、帮助医生将这些途径整合到实践中去。"

而我们已经看到了这种变化。50 年前，医生们认为乳腺癌的患病原因是独立且单一的，以至于在治疗的时候对所有患者都采用统一的方式。

现在我们知道，许多人得肿瘤病是不同的基因导致的，他们比其他人更适合某种治疗方式。所以现在我们把乳腺癌患者分成不同的种类，然后进行个性化的治疗。同样，我们也知道某些类型的黑色素瘤（一种致死的皮肤癌）从基因上便对治疗有抗性，而其他一些类型的黑素瘤则对治疗十分敏感。我们预测，未来能够做到为不同的病人提供不同的医疗服务。我们知道基因缺陷能引起人们患上林奇综合征。这种病使人们容易患上直肠癌、子宫癌、胃癌、卵巢癌等癌症。通过基因测试，我们可以确定病人是否有林奇综合征，然后采取预防措施避免患病，拯救生命。[8]

评估风险并预防疾病

在临床上，个性化的医疗服务可以应用到三个不同的方面：基于个人和家庭健康史的风险评估、因地制宜的治疗、让病人共同积极参与治疗。

第一项应用是基于个人和家庭健康史的风险评估。这个有助于医生决定是否需要进行像安吉丽娜·朱莉做的那些基因检测，并且确定检测哪些项目。目前为止，在这个领域我们的能力有限。大约 10% 的疾病是显性遗传基因疾病——通过这些疾病我们可以识别出更多的基因。大多数的疾病具有"多样性"——它们由很多因素导致，即基因只扮演了一部分角色。例如像恩格医生这样的科学家可以识别越来越多的导致疾病的基因，增加我们判断个人风险的能力并且阻止疾病的发生。我们同样要做更多的有关家庭疾病史的应用系统，家庭疾病史的研究可以帮助我们更快速准确地判断疾病风险。

医生们在哮喘领域获得了风险评估的进展，2013 年，研究者发现了15 个特定基因与哮喘病之间的关联。他们发现带有这些基因的成年人群患上慢性哮喘疾病的风险明显高于其他人。研究者强调，他们距离开发出一个有效的临床测试设备还有很长的一段路程。实际上，他们希望可以发现更多会加大患哮喘病风险的基因。这样，未来就可以尽早地为孩子进行测试，知道他们成年以后是否会产生呼吸问题。这是有可能实现的，这些都有助于医疗的发展。[9]

了解了为什么基因测试拥有如此之多的潜能之后，接下来我们来看看都有什么可行的测试已经应用于实践了。斯图·米理克（化名）是一个40岁的中年男子，他来克利夫兰诊所做一个预防性保健咨询。他很健康并且感觉良好，但是他来咨询是因为他45岁的亲哥哥毫无征兆地死于心脏病突发。在他的印象中，他的哥哥没有接受任何医学治疗，但他回忆起去年，住在佛蒙特州的哥哥的皮肤却呈现古铜色。作为斯图保健咨询的一部分，他的保健医生更加仔细地询问他的家族疾病史。斯图只有一个哥哥；他的母亲在50岁的时候死于肝衰竭，尽管她并不是一名酒鬼；他的父亲仍然在世；他的祖父母都已经过世：他外祖父过世较早（45岁之前）死于心脏病，外祖母在70岁的时候死于中风；斯图现有一个20岁的女儿。

基于他的家庭疾病史，斯图的医生怀疑他们遗传了血色素沉着症，这个病症是铁元素在动脉和器官内积聚达到异常高的水平，导致肝硬化和早期心脏病突发。医生检查了斯图的铁元素指标，发现确实很高。医生随即将斯图转交给医学遗传学家，遗传学家确定了家族疾病史之后，建议斯图进行遗传基因检测，并由此进行遗传基因诊断。斯图的遗传基因测试结果显示血色素沉着症基因突变呈阳性。基于各种检测结果，他的医生建议他进行治疗，减少铁元素，阻止器官破坏。同样，也建议他的女儿定期做血液测试，以便监控她体内的铁元素指标。

斯图的案例是一个利用基因组学解决特殊家族疾病的经典案例，但什么是更让人担心的疾病呢——癌症？布莱恩·博尔维尔医生是克利夫兰诊所陶西格癌症研究所的主任。正如他告诉我的，由于基因组学的发展，癌症的有了新型治疗方式。但是我相信，基因组学对我们最大的帮助就是对疾病的预防。大多数癌症的潜伏期时间很长——10 ~ 15 年，或许更久。如果我们在潜伏期或者检测期间发现基因异常，我们便可以提前防止癌症的发生。总的来说，癌症是比较难治疗的。最好的治疗便是预防或早期治疗。也许未来在癌症的预测方面，我们可以取得更大的胜利。

人们有时候对遗传基因检测心存芥蒂，他们害怕保险公司和同事知道他们的基因情况而排斥他们。然而，2008 年美国颁布了一项反基因歧视案，有效阻止了员工之间或者是保险层面上对遗传信息的歧视行为。但还是有很多人不喜欢遗传检测，因为人们害怕在自身找到毁灭性的疾病。但是假设你有一个会增加你心脏病突发风险的基因，难道你不想在饮食上避免一些会引发冠状动脉疾病的食物吗？甚至如果，你的基因使你更易患上难以治疗的老年病，难道你不想去了解一下它，至少为自身做一个计划或做一个更好的选择吗？我想我会——这就是为什么我会做一些测试来了解自身存在哪些疾病风险。

在未来，我们会越来越了解影响个体健康的生理原因。为此，我们需要尽可能多地收集人们的数据，这样我们才能观察出疾病和基因结构之间的关系，当然这些都是在保护人们隐私的情况下进行的。

个性化的医疗护理：马特的故事

个性化的医疗护理的第二个应用领域是治疗的定制化。刚才所举的乳腺癌只是一个例子，还有很多其他例子。新的遗传药理学致力于研究基于基因差异，人们是如何代谢不同的药物的，这样可以帮助我们了解药物对哪些人群有效，对哪些人群将有哪些副作用，以及这些副作用将带来怎样严重的后果。在克利夫兰诊所工作的人有幸看到难以置信的早期个性化治疗的案例。

2011 年，俄亥俄州 25 岁的医学院学生马特希，因为不停地咳嗽而来这里看病。他即使吃了止咳药也不能止咳，他只好来看医生，结果是一个难以面对的事实：他得了癌症。他随即来到克利夫兰诊所，接受胸肿瘤学家内森·彭内尔医生的治疗。但更糟的是，他的肺癌已经到了第四期。癌细胞已经迅速扩散到两个肺、淋巴结和胸骨了。

护理治疗监测表明，仅仅三个星期，马特体重就掉了 30 斤。他非常虚弱，即使他躺着进行常规化疗都特别难以承受。正如马特写的那样："彭内尔医生最后告诉我，我经历了所有得了肺癌的病人经历的一切，只是他们都是在几年内经历的，而我是在 5 天之内经历的。" [10]

当彭内尔医生第一次看见马特时，他做了一件其他癌症医生从没做过的事情：他测试了一个特殊的突变基因，在当时，科学家们才刚刚开始将这个基因与肺癌关联起来。ALK 基因是导致肿瘤细胞快速成长并且扩散的原因。患上肺癌的大部分原因是常年吸烟，但是马特并不吸烟，并且非常年轻就得了肺癌，罪魁祸首就是基因突变。

两个星期以后，测试结果显示马特确实携带这种突变基因。幸运的是，政府刚刚批准了一种专门针对 ALK 基因突变病人的新药进入市场。马特解释说："这种神奇的药物叫作克里唑蒂尼，它阻截我体内癌细胞的 ALK 突变基因。克里唑蒂尼不是典型的化疗。传统的静脉注射治疗会攻击所有快速分离的细胞，无论这个细胞是不是癌变细胞，而克里唑蒂尼只攻击我体内的癌变细胞，它拯救了我的生命。"

彭内尔医生认为不一定非要尝试各种不同的化疗药物后，才能找到一个对马特最有效的治疗方案。他针对马特特殊的遗传基因问题开了处方。

服用克里唑蒂尼两周后，马特恢复了许多并且得以出院。两个月后，他体内没有了癌症的迹象。在 2012 年 5 月，他的癌症又复发，可能是因为他的癌细胞适应了克里唑蒂尼。科罗拉多州立大学的罗斯·凯美芝医生给了他一种实验性的"第二代"药物。2013 年，马特从癌症中解放出来。他离开了医学院，现在成为克利夫兰诊所勒纳研究所分子医学项目中的一位博士生。他研究疾病的遗传基础，希望进一步推进曾拯救过自己生命的学科。"我本身就是个活生生的证明个性化医疗力量的例子，"他说，"在这场治疗中，医生没有对我泛泛地使用药物，而是使用了适合我的药物，一招命中我的致癌因素。"

在博尔维尔医生看来，马特的故事阐释了个性化医疗是可行的。但是它也揭示了我们所要面临挑战——将之记录在案。"在五年前，我们还在尝试用化疗治疗疾病，尽管化疗只起到了一丁点的作用。随着分子治疗的介入，我们不仅可以得到良好的临床效果，还能避免过高的传统化疗费用。然而，在临床治疗上开展个性化的医疗服务效果是异常艰难的。传统的临床试验需要大量的病患，对这些病患采取的是统一治疗的方式。最自然的个性化治疗，不是按照治疗其他人的现成方法来对某个患者进行治疗。我们必须用不同的方式来进行基因遗传研究，我们全部的临床医疗设施和发展路径都应该尽快改变。"

博尔维尔医生提醒说，对于大多数癌症来说，基因组学不会带来立竿见影的效果。"好消息是，越来越多的药物正在开发中；而坏消息就是治疗癌症确实非常复杂，不易对付，"克利夫兰诊所肿瘤学家托马斯·巴德医生赞同说，"癌症就像塑料，它们随时间而变化。得了癌症，也许真的是普通的遗传基因变异，但也有可能是细胞发展而来的遗传基因变异。这样的话，癌症将持续不断地变异，并且大多数的变异物质将随着时间产生抗药性，这是一个极大的挑战。"考虑到这些，我们希望可以做的就是通过"分子监测"的方式将癌症看作慢性疾病来治疗。我们希望在肿瘤生长以及癌细胞扩散之前，在血液中找到它发生的迹象，从而进行预防性治疗。

博尔维尔医生对基因组学在提升癌症治疗上的潜力持乐观态度，"实践表明这种方法可以进一步推进。在很长一段时间里，化疗和放疗是我们唯一可以使用的工具。对于某些癌症来说，这个方式是有效的，但是对于其他癌症就达不到期望的效果了。我相信某些种类癌症的治疗可以转移到遗传基因组的治疗平台上。有可能再过 15 年，我们将不再谈论解剖癌变器官的话题了（乳腺癌、胰腺癌等），而是谈论关于癌症基因异常的话题了。我们将重新划分癌症种类。多种癌症的治疗不会在一夜之间改变，但是每一点医学进步都是一块垒墙的基石，这样的基石越多，就为未来取得治疗的成功提供了更加坚实的基础。"

个性化医疗不仅可以像马特那样，通过使用基因测试来发展和管理新型的治疗，还可以针对个人情况进行准确的治疗。比如一个虽然不致命却能让人十分虚弱的疾病：炎症性肠病。这种病如果发生在大肠里，就叫作结肠炎，要是发生在小肠里就叫作罗恩氏疾病。多数得了这种病的人都会出现例如经常腹泻、腹痛、直肠出血、感到恶心和体重过轻等现象。这种慢性病无药可治，所幸，现在有了一些治疗办法可以缓解这些症状，并且帮助患者回归正常的生活。

但问题在于，对某些患者来说，这些治疗方法对身体是有害的。正如克利夫兰诊所的胃肠病学家布雷特·拉什尔医生解释的："有一种药物会使 10% 的患者的血细胞数量严重偏离正常水平，从而使患者面临更大的危险，这会使患者成为例如肺炎、肺结核的易感人群。"个性化医疗服务可以为此提供解决方案。在开处方之前，医生会检查患者体内的酶含量，这些酶可以帮助代谢药物。测量酶含量的水平之后，医生就能确定每位病人在摄入药物后的中毒风险。"如果我们发现病患存在高风险性，"拉什尔医生说，"我们将使用相对较低的剂量，并观察在采取措施之前酶是如何代谢药物的。"

拉什尔医生认为，个性化医疗服务可以避免让患者遭受不舒服的医疗体验，并且避免了由于用药引起的并发症。"几年前，我有过一位病人，因为我们开给她的药物致使她的白细胞数降至为零。我只好让她住院，并小心翼翼地保护她不要接触到任何感染源。如果当初我们对她先进行酶活性的检测，再给她开药的话，就可以避免这样的事情发生。现在，我们可以做到了。"

迄今为止，在拉什尔医生的专业领域中，像这样的个性化医疗的选择还非常少，但是他相信这些都会改变。"我想，研究会继续开展下去，终有一天，我们可以更好地为患者服务。我们将继续开发更多的标识测试，来显示谁会从这种治疗中受益、谁会中毒。基因组学可以在其他医学专业上形成同样的影响，这一点毋庸置疑，这也是未来发展的方向。"

另一个早期个性化医疗案例是关于前列腺癌的。众所周知，不是所有的前列腺癌都是一样的。有一些极具攻击性，会扩散到其他器官并会在两年内导致死亡。还有一些会在体内停留数年，不会扩散，也不会导致严重的健康问题。手术切除前列腺、观察等待等一系列手段是现有的一些治疗方式。目前，当医生确诊了前列腺癌时，却无法知道其严重程度。因此，医生很难判断治疗的强度应该有多大。克利夫兰诊所泌尿和肾脏研究所的艾瑞克·克莱调查员正在运用基因组学来改变这一现状。他们研究了一项新的遗传基因测试，这个测试可以更好地检测出前列腺患者患上的是不是不具有攻击性的前列腺癌。将这个测试与传统临床评估相结合，可以帮助更多的人有把握地选择观察等待治疗，从而避免其他治疗方式带来的潜在副作用。

激发患者的主动性与配合度

个性化医疗服务应用的第三个方面是让患者更多地参与到自己的治

疗中来，这将为医疗增值。很多医学领域，在治疗的过程中如何评价一位患者的积极性，取决于他的医生为他进行了多久的持续药物治疗，或者患者多么听从医生的指令。正如腾医生观察到的："很多初步的证据表明，随着患者越来越接纳个人基因测试及相关护理，患者变得更加主动，更愿意听从医生的建议。调查虽然分散在各个领域，但是这种情况在例如糖尿病这样的慢性疾病领域体现得尤为明显。"

糖尿病人似乎更加遵从医生的建议，尤其当医生在治疗过程中提出一个特定的目标时。20 岁的时候，一个糖尿病人想要远离胰岛素，而 50 岁的时候，这个病人也许想要避免例如肾癌那样严重的并发症。在 80 岁的时候，他也许患有多种健康问题，但最大的愿望仅仅就是摆脱糖尿病药物，享受一段短暂的高质量生活。如果医生多花些时间与病人交流，确定针对个体患者的治疗中的重要事项，患者就会更加积极地配合治疗，并更主动参与。

基因组的信息也有助于激发患者的主动性与配合度。克利夫兰诊所有一位 30 多岁的严重超重的女性患者，她几乎不怎么减肥也不进行锻炼。在一次年度的常规体检中，我们要求她在线完成她的家族疾病史的信息。但是这位病人拒绝了，她认为这个工作量太大。他的医生仍坚持建议她去填完这个信息，因为这将对她的治疗起到帮助。最终，这位女士填完了她的家族疾病史。医生看到了她家族的树形图，她的妈妈、姐妹和兄弟都患有糖尿病。她处在这个树状图形的中心位置，是唯一没有受影响的人。医生对她说："我要怎样才能让你知道你存在患上糖尿病的风险，才能让你选择更好的生活方式？"听后，她情不自禁地哭了起来。她说她从来都没根据她的家族图谱来了解她的处境。她希望改变健康状况，减少患病的风险。

将基因组学带入克利夫兰诊所

当我成为 CEO 的时候，克利夫兰诊所还没有成为个性化医疗机构。在过去的几年，我们转变得非常迅速。2005 年，我们聘用了恩格医生，由他建立并领导基因组医学研究所。我们的设想是，创建一个组织平台，将基因组学医学研究、临床实践和教育连接起来。研究所的临床部门——个性化基因医护中心（CPGH）拥有一组全国最大的基因组学顾问团队，他们为医生提供创新性的诊断风险评估工具和临床工具。不同于其他医疗中心的基因项目，CPGH 能将基因学用于各个专业领域，包括老年痴呆症、癌症及其他疾病等，因为我们是一个整合的医疗集团，CPGH 能够对接上我们的系统，将基因学无缝地连接到我们的多个社区医院、家庭健康中心和诊所。

2011 年，我们实施了另一项建议，克利夫兰诊所的个性化医护中心（CPH），希望能够更好地推进个性化医护的发展，并将之整合进我们的系统。我们希望超越基因组学，并考虑发展更多的元素，例如病人的首选参数、信仰、目标和环境风险等。CPH 的运营正像是我们识别、分析、采用以及整合新的服务和科技的中心，使个性化的预防性医护得以实现。中心为医生和护士提供从基因角度形成个性化医疗方案所需要的一切工具和资源，也为患者帮助他们主动参与管理健康的信息与工具。

在前几年，基因组医学研究所与 CPH 以及我们的其他研究所一起引入了重要的医学创新工作。其中一个是个性化药物治疗项目（PMP），这是一个用于建议临床医生在开处方时先预约一个基因测试的系统。2013 年，PMP 在全集团范围推出，帮助医生更准确地开处方药、控制负作用的风险，并分析药物之间的相互反应。这个系统避免了重复进行基因测试，帮助患者节省了不必要的开支。

另一项创新是我们开发的一个叫"我的家庭"的应用程序，这是世界上第一款临床决策支持应用程序，通过现有的电子医疗病历系统实现，这套工具将以前的手工收集家庭疾病史的方式进行了系统化和自动化的升级设计。我们都有过这样经历：去看医生的时候手里要拿着一个便签夹，努力回想家庭成员都得了什么病。医生有时会用得上这些信息，而有时候则用不上。"我的家庭"是一个自定义设置的软件工具，它可以识别出马上该进行健康检查预约的患者，并邀请他们在入院检查前进行一项信息调查，系统会询问有关患者父母的健康情况，还包括他们祖父母和孩子们的信息。便利的在线操纵系统帮助保存相关信息，这样一来，在患者需要寻求答案或添加家族信息时，只需重新登录即可。患者能够在自己家里录入数据——这也体现了我们奉行的"患者第一"的使命。

一旦患者完成了数据录入，这些数据就会被发送至一个家谱图绘制工具，形成一个一目了然的家谱图，这个家谱图将作为参考被附入患者的电子病历里。除此之外，"我的家庭"设置了一套专有的计算方法，分层分析患者的疾病风险。在临床治疗的时候，临床医生会看到这些分析结果，并采取一系列措施，如进行筛查、行为矫正和其他预防性医疗护理方法。这个工具使我们的临床医生节省了询问家族病史的流程和时间而可以直接与患者面对面进行病情询问，帮助医生制订预防性医护计划，并指导医生基于风险预测进行适当筛查和会诊。

在实践中，如果主治医生怀疑患者可能患有遗传疾病，但他们也很可能没有足够的时间来进行复杂的基因咨询和风险评估。在这种情况下，个性化基因医护中心（CPGH）能介入，根据病人的需求来进行风险评估与咨询。CPGH的医生和基因咨询师将为相关医生提供完整的报告，报告中有他们的发现，这些发现将帮助明确病人最应做的基因测试。"因为遗传学与基因组学是非常复杂的，"克利夫兰诊所的遗传学家罗西奥·莫兰医生说，"我们必须能够对患者的检测结果进行解释。我们将花一两个小时，向患者及他的家人解释和讨论我们发现的问题以及它意味着什么。"

　　"我的家庭"软件目前为很多疾病（包括遗传的家族性癌症，以及共同患有的疾病，例如糖尿病等）提供风险评估和临床决策支持。2013年，这个系统完成了超过3 400位患者提交的家族疾病史的风险评估计算。现在，我们正在开发其他计算方法。在"我的家庭"软件的试验阶段，只有克利夫兰诊所的个别专家和他们的病人可以使用该软件。2013年，软件测试获得成功，我们尽全力推广"我的家庭"软件。我们认为，它为发展医疗系统和个性化医疗服务迈出了重要的一步。由于该软件的开发、测试及应用需要各类人员的高度合作，"我的家庭"软件的成功也是我们这种大型的、由医生运营的医疗集团模式优势的典范。

　　虽然政府不会为"我的家庭"这样的工具进行报销，但是我们希望有一天，"我的家庭"的临床价值得到广泛的认可。我们已经亲眼目睹了这种价值带来的效果：克利夫兰诊所的一个医生有一个"老"患者，这个患者从50岁出头就一直找他看病，已经看了10年了。这位医生知道这个患者的家人都有心脏病，并且他的母亲在40岁的时候死于卵巢癌。同时，他的祖先是德系犹太人，这大大增加了他因为BRCA基因突变而患上卵巢癌的风险。虽然他是男性，但"我的家庭"还是标注了这样的基因检测结果。为什么呢？因为在男人中，由于BRCA基因突变引发前列腺癌、乳腺癌和皮肤癌的风险很高。"我知道这名患者身体还不错，"那位医生说，"我只是没想过他需要去做基因方面的咨询，而且还需要做基因检测。我没有把所有的信息整合起来。"既然这位患者有两个成年的女儿，基因检测很可能会发现那些也会影响他们健康的遗传信息。

　　事实证明医生和患者都非常喜爱"我的家庭"软件以及它所提供给的个性化服务。丹尼尔·苏利文医生是克利夫兰诊所其中一个家庭健康中心的主治医生。他和他的护士从2012年开始试用"我的家庭"软件，至今他们仍然频繁使用该软件。"我希望这个软件可以快速推广。这个软件使患者主动把握家族疾病史,他们开始让家人追踪相关信息,这让患者感觉到自己参与治疗自己的疾病。他们更倾向于同我们一起工作,例如在肥胖、糖尿病、高血压等问题上,这会带来巨大的益处。同时,我也能确认他们做了所需的筛查并开展了其他预防性医疗措施。"

　　苏利文医生说他的一位病人的家族有结肠癌病史。对于这种情况,常见的做法就是从患者 50 岁开始,定期进行结肠镜筛查。苏利文医生建议病人在 50 岁之前做结肠镜检查。结果,检查发现这名患者长了癌前息肉。于是他们做了息肉切除手术,这很大程度上预防了癌症的发生。"通过缜密的家族疾病史信息,就能够极大地提高患者的生活质量,还能节省治疗成本,"苏利文医生评价,"我们不能仅仅在疾病发生的时候进行治疗,还应该更好地预防疾病的发生,这是缩减成本的唯一办法。"

个性化医疗与你

　　在短短的几年,克里兰夫诊所和其他机构在我们提供给病人的个性化护理上取得了重要的进展。但是,我们希望这仅仅是个开始。全国各地领先的医疗中心在基因组学上进行了投资,[11] 我可以想象在不久的将来,在小孩很小的时候就为他们做遗传基因测试,了解他的基因信息,这样我们便能知道在他们的一生中,他们需要做哪些工作来预防疫病的发生,让他们可以享受最佳的健康状态。在接下来的 5 ~ 10 年,我想我们会看到更多的像"我的家庭"这样的电子系统,这些系统搜集个人信息并以有效的方式运用到治疗当中。我们会在特定的疾病基因治疗上看到更多的进展。其他的人都认为,我们也可能在药店的柜台以及咨询中心看到更多基因检测工具,患者将能够知道基于自己的基因特征、哪些药物对他们最见效。[12]

有很多可行的事情能帮助患者享受个性化医疗的好处，比如积极参与自己的医疗护理当中；比如询问你的医生基于你的家族疾病史，你的高风险致病因素有哪些，又有哪些治疗选择，并主动告知医生你的家族健康史、你的生活方式与生活环境。家族健康史是最实用和最有效的工具之一，它可以帮助医生对病人进行评估，并发现那些存在基因与遗传疾病基础的高风险人群；患者应该切实履行医生的医嘱，保持愉悦的心情和健康的生活方式。这些简单的改变，使医生能够进行主动治疗（预防性医疗）而不是应急性治疗（病后治疗）。同时，大家应该考虑进行基因检测，借此了解自己的基因结构，并通过基因专家来进行评估。[13]

虽然在过去的一个世纪，医学的进步令人叹为观止，但我们才刚刚开启对生命分子层面的研究而已。面对未来，我们将继续探索生命的奥妙，为全人类提供更高价值的医疗服务。

结 论

迈向更健康的未来

　　一些内在相关的趋势正在驱动 21 世纪医疗的发展，包括大型医疗集团的兴起与推广、跨领域协作、大数据应用、创新、更好的患者体验、健康养生、综合护理、个性化医疗等。我们的医疗系统有潜力做得比现在更好、更高效、更经济。为了实现这些目标，专业人士、病人以及美国大众需要进一步推动这些趋势。我们既要使医疗服务领域更广、更有效，也要让医疗服务更精准、更贴心、更人性化、更适合个体患者。如此，才能更好地服务于大众，并提供更多的价值。

　　美国的医学正处在一个十字路口。金融、制度和医疗服务机构的问题一直是全国讨论的特点话题。我们对这些问题的回答将在未来几年影响数百万人的生活和健康。虽然我们面临着严峻的挑战，但我对美国未来的医疗还是很乐观的。

　　在未来几年，社会将面临着前所未有的公共卫生事业危机，不仅要治疗感染性疾病，改善公众健康，还要不断取得在心脏手术、骨科、中风治疗和紧急护理等领域的创新突破，这些可以使美国人更长寿。虽然越来越少的人死于心脏病、脊髓灰质炎、麻疹或肺炎，但是我们的医院和医疗中心现在正被多种不同、更为顽固的疾病困扰。原因有以下几个。

迅速老龄化的人口

据美国老龄化管理局声称，目前美国 65 岁以上的人口数量超过了 4 000 万。到 2030 年，该数量将超过 2000 年的一倍以上，接近总人口的 20%。在今天的老年人中，大多数人都至少患有一种慢性疾病，1/4 的老年人至少患有两种或者两种以上的慢性疾病。2008 年的世界金融危机等因素导致老年人口日趋贫困。贫困将使得老年人面临着更高的致病和致残风险，医疗费用几乎从个人完全转嫁向社会。

可预防的疾病

吸烟、酗酒、饮食不善、缺乏运动与长期焦虑等不良习惯助长了那些最严重、具有毁坏性、治疗费用昂贵的疾病的患病率。像 II 型糖尿病、高血压、心血管疾病和许多类型的癌症等疾病并非凭空而来，它们在很大程度上是由我们自己选择的生活方式造成的。大多数人对生活方式和疾病之间的因果关系或多或少有一个大概的了解，但他们缺乏自律或者动力去改变自己的行为。

大脑老化的疾病

医学的进步正在帮助美国人更加长寿。这是个好消息，但坏消息是，我们身体的寿命超过大脑的寿命，我们越来越多地遭受到老年痴呆症和其他与年龄有关的神经退化性疾病带来的痛苦。老年痴呆症目前影响着约 520 万人，造成国家近 200 亿美元的医疗支出，它还是引发死亡的第六大原因。医生也不能确定该病的致病原因，但他们知道老年痴呆症的风险因素与引起心血管疾病的主要因素相同，包括高胆固醇、肥胖、吸烟和久坐的生活方式。

　　作为美国的医疗保健机构，不仅要努力遏制慢性病的流行，同时也需要响应政府的立法管理变革。我们不知道在未来的几年里，《平价医疗法案》会如何开展。但我们知道，我们的系统正在从一个量的积累转变为价值的积累。政府、保险公司和其他供应商要奖励那些能正确平衡质量、成果、成本之间关系的机构，同时也将惩罚那些无法平衡这些关系的机构。压力的不断增加使得医疗保健提供者重新组织和制定医疗护理服务以做到事半功倍。

　　但我对未来的医疗保健持有乐观的态度，以下是使我持有这样的乐观态度的主要原因：

　　第一，国家的医疗改革议案集中关注健康和预防领域。越来越多的人正在通过营养咨询、运动、压力管理技巧来避免由不良生活方式导致的慢性疾病。医学研究表明，积极参与各类生活方式改善项目的人在降低身体和精神疾病风险方面具有快速及显著的成效。许多医院、学校、企业和其他组织联系了克利夫兰诊所，向我们学习如何利用员工的健康保险激励制度和免费健身设施，来改善员工的健康状况、降低机构的医疗支出。

　　第二，数字革命有着明显而强大的影响。曾经有一段时间医疗决策是不透明的，病人没办法看到自己的医疗记录，即使收集所有的资料，但医院的成果、病例和死亡率的数据都是不可查阅的。如今，你可以了解所有这些甚至更多。互联网、电子病历以及先进的医学影像打破了医疗的封闭性，让其透明化。数字技术也使医生的工作变得更方便。电子病历可以让他们一看便知病人的病史和使用过的药物，以及来自其他护理人员记录的注意事项。在临床上，从眼科到主动脉弓修复，超清晰的3D数码影像使诊断和治疗的各个方面得以提升。

　　第三，由信息技术而带来的循证医学的兴起。什么是医疗保健？什么样的治疗对患者更好？这些似乎是显而易见的问题，在此之前，医生和医院没被鼓励去系统地回答这些问题。价值导向的医疗保健正在改变这一切，今天的医护人员的工作，是从全行业的视角来建立标准，从而确定什么可行、什么不可行。我们的目标是制定出医疗护理的全过程，这个过程将涵盖从入院到出院以及日后的日常生活，这个过程是基于一套公认的包含了成本与患者体验的最佳实践而制定的。如果我们能使所有的医疗机构广泛实施标准化的护理路径，并帮助人们减肥、运动、戒烟，那么在我们的有生之年，降低医疗成本将更容易实现。

第四，我们正处于健康保健机构大合并的浪潮之中。医院正在合并其财务职能、信息技术和采购职能。在过去的一年里已经有170家医院实现了合并。如今，全国60%的医院都是统一体系内的一部分。我们会更加现实地面对医疗成本问题，会更加关注成本的支付者——我们的患者。这将会使医疗系统更高效，并且更加便民。

整个国家即将迎来一个医疗保健的新世界。从20世纪50年代起，我们的医疗体系在向更适合21世纪要求的医疗体系发展。然而在这一飞跃的过程中，我们必须继承前人的优秀实践。90年前，克利夫兰的四名医生有一个伟大的想法，那就是降低医疗保健成本。为此，他们建立了克利夫兰诊所——一个非营利的临床实践机构，同时肩负起患者护理、研究和教育的使命。这一医学模式使大规模地节省成本成为可能，并且这种模式是可复制的。事实上，我们已经成功地将我们的文化DNA移植到了佛罗里达州的克利夫兰诊所，很快，会移植到阿布扎比的克利夫兰诊所。这也是我持乐观态度的原因之一，因为现实中已经存在一个强大而成熟的模式了。我们并不是将过去推倒重来，而是采纳和运用祖先的智慧。

克利夫兰诊所的创始人在持续地努力寻找一种更好的做事方法。现在轮到我们来接力了。在这个国家，医疗保健专业人士、政策制定者、患者和市民可以一起引领医疗保健服务的革新浪潮。我写这本书是希望激发一些特定的人，这些人是知道在医疗领域哪些事情已经岌岌可危、哪些事情是有可能实现的人，或者是致力于领导医疗领域变革的人。请把自己当作这项运动的一员吧！与大家热烈讨论医疗保健问题，进行新的突破，建立新的连接，成为革新的先锋！

　　欢迎加入我们，与我们一起守护克利夫兰诊所之道！这种医疗保健的新方式并不仅仅属于我们，它也属于你。我们整个国家会因此而更健康！

克利夫兰诊所年表

1891

乔治·里克尔医生和弗兰克·邦特医生合资从弗兰克·威德医生那里购买来外科的医疗设备。

1895

威廉·洛厄医生的加入带来了更多的实践经验。

1914 ～ 1918

里克尔医生、邦特医生、洛厄医生在第一次世界大战时服役于海外军队医院，在战争结束以后，受到军队化团队合作的启发，他们计划于战争结束后，在克利夫兰建立一个新型的医疗中心。

1921

里克尔医生、邦特医生、洛厄医生和一个新的搭档（另一个老兵）约翰·菲利普斯医生，建立了一个非营利的多专科医疗组织——克利夫兰诊所，该诊所提供病人医护、医学研究和教育。1921 年 2 月 26 日威廉·梅奥医生发表了关于诊所使命的主题演讲。

1921 ～ 1928

克利夫兰诊所的繁荣期。诊所拥有 140 张床位，多个实验室，并建立了先进的糖尿病治疗病房。患者和来访者包括来威廉·伦道夫·赫斯特、查尔斯·林德伯格以及来自美国和国外的政府官员。

1929

存放在门诊地下室的挥发性硝酸片爆炸并释放出一团毒气流窜进了大楼。虽然医护人员的第一反应是不顾自我安危地去挽救生命，但还是有123 名患者、探访者和护理人员死于毒气。经过这次劫难，克利夫兰诊所浴火重生，其作为一个重品质、重安全和有准备的领导者的气质逐渐显现。

1932

《克利夫兰诊所季刊》(现在称为《克利夫兰诊所医学杂志》)开始出版。

1941

在经济大萧条时期，克利夫兰诊所增加了 740 名医护人员，包括医生、护士和技术人员。这是原有人数的一倍。

1942

克利夫兰诊所的海军后备单位在南太平洋战区建立了第四流动医院。

1948

毛里斯 M. 拉波特医生、艾达·格林医生和欧文·佩奇医生分离出一种名为 5- 羟色胺的物质，是现在众所周知的一种重要的神经传递素。

1950 ～ 1966

威廉·科尔夫医生（肾透析机的发明者）完善和提高了克利夫兰诊所的医疗设备。

1954

克利夫兰诊所持续发展，建立了一个新的医院大楼，床位翻倍。

1955

该组织首次选举出由医生领导的董事会，结束了由医生和行业外人士共同管理的时代，开始了一个医生领导的新时代。

1956

克利夫兰诊所的医生实施了世界上第一例停止心脏运行的心脏手术，使用的心脏机由克利夫兰诊所与当地企业合作开发。

1957

科尔夫医生，人工器官研究主任，成功地将一颗完整的人工心脏移植到实验动物身上。

1958

F. 梅森·索恩斯医生在克利夫兰诊所发现选择性冠状动脉造影，标志着冠状动脉介入的新纪元时代开启。

1963 ~ 1967

克利夫兰诊所的外科医生拉尔夫·史蒂芬的尸体肾移植研究取得成功，这大大地增加了潜在的供体库。

1968

雷内·法瓦洛罗医生发布了世界上第一例有报道的冠状动脉搭桥手术。克利夫兰诊所的开创性心脏手术项目取得了新的突破。

1972 ~ 1984

在所有专业组织中，克利夫兰诊所的声誉吸引了越来越多的患者，他们来自周边的社区、50 个州，乃至全世界。患者包括国家领导人、商界领袖、体育明星，以及名人。

1985

医院扩建的主要工程已经完成。它包括一个由塞萨尔·佩里亲自设计的新门诊大楼、新的医院设施和一个有两个街区长的空中走廊，这个走廊将巨大的院区连通起来。

1986

克利夫兰诊所著名的心脏外科手术医生发布了一篇重要的研究报告，研究结论得出，在开展冠状动脉搭桥手术的时候，如果采用乳内动脉移植的方法，患者将延长 10 年的生命。该报告的研究数据来自克利夫兰诊所先进的信息化心血管病人注册信息表。

1988

佛罗里达州劳德代尔堡的克利夫兰诊所正式对外营业。

1989

弗洛伊德 D. 洛夫医生被任命为董事会主席。

1990

在《美国新闻与世界报道》的医院排名中，克利夫兰诊所的泌尿系统和消化系统排行第一。

1993

克利夫兰诊所开设了第一家全方位服务的家庭健康中心。截至 2013 年，共在周边社区开设了 16 家这样的家庭健康中心。

1995

在《美国新闻与世界报道》的评选中，克利夫兰诊所的心脏和心脏外科手术排名第一，并持续排名世界第一。

1996

C. 马丁·哈里斯医生被任命为克利夫兰诊所的第一个首席信息官，并开始了从纸质病历到电子病历时期的过渡。

1997

克利夫兰诊所开始并购当地医院，开始了社区医院系统建设。截至 2013 年，克利夫兰诊所社区医院达到 8 家。

1999 ~ 2004

克利夫兰诊所在其主院区建立了勒纳研究所、科尔眼科研究所、陶西格癌症中心和基因组学研究中心。

2001

克利夫兰诊所在佛罗里达州的维斯顿开设了一个综合性的医疗院区。

2002

在《美国新闻与世界报道》的评选中，克利夫兰诊所整体排名第三，是全国最好的医院之一。

2002

克利夫兰诊所建立了勒纳医学院，专注于培养新一代临床研究者。

2004

托比·科斯格罗夫医生被任命为克利夫兰诊所的总裁兼首席执行官。

2005

克利夫兰诊所在其所有场所内禁烟。

2007

开设了患者体验办公室，并且任命了第一个首席体验官。

2007

雇用非吸烟者。

2007

克利夫兰诊所重组其内、外科部门，建立起27个以病人为中心的机构，专注于一些特定疾病的治疗。

2008

克利夫兰诊所在他们的员工健康计划中为其员工提供减肥计划和免费的健身中心会员资格。

2008

主要院区的米勒家族馆（Miller Family Pavalion）和格利克曼大楼（Glickman Tower）开始运营，为米勒家族馆的心脏及肾研究所增加了100万平方英尺的面积和100张新床位。

2008 ~ 2012

在医生领导的团队中，克利夫兰诊所的医护人员医护不仅降低了1.5亿美元的运营成本，同时还提高了病人护理的质量和安全问题。

2009

美国总统巴拉克·奥巴马称赞克利夫兰诊所是国家医疗的楷模，并且亲临克利夫兰诊所来"了解为什么他们的系统运作得那么成功"。

2010

克利夫兰诊所的卢·鲁沃（Lou Ruvo）脑健康中心在内华达州的拉斯维加斯开幕。

2012

克利夫兰诊所迎来了有史以来最好的年头之一，这年共有超过 500 万的病人来院就诊、100 万个"当天预约"。总营业收入大大增加，社区效益超过全国平均水平。

作者简介

　　托比·科斯格罗夫医学博士是克利夫兰诊所的总裁兼首席执行官。他管理着 60 亿美元的医疗保健体系，其中包括克利夫兰诊所、8 个社区医院、16 家家庭健康中心、佛罗里达州克利夫兰诊所、内华达州拉斯维加斯的卢·鲁沃（Lou Ruvo）脑健康中心、多伦多的克利夫兰诊所和阿布扎比的克利夫兰诊所。他强调病人的护理和患者体验，包括将临床医疗服务整合到以患者为中心的器官移植和疾病研究机构中去。他提出了针对患者、员工和社区健康的倡议。在他的领导下，克利夫兰诊所持续被《美国新闻与世界报道》评为美国四大顶级医院之一，并且被美国著名的智库机构道德村协会评为美国最具商业道德的企业，全美仅有两家医院进入该榜单。

　　科斯格罗夫医生在夏洛茨维尔的弗尼吉亚大学医学院获得医学学位并在马萨诸塞州总医院、波士顿儿童医院和伦敦布鲁克医院完成了他的临床培训。他大学毕业以后在马萨诸塞州的威廉斯敦的威廉姆斯学院工作。

　　他曾经是美国空军的一名外科医生，曾在越南岘港服役，是美国空军伤亡人员空中运输任务的主管军官。他被授予了铜星奖章和越南共和国嘉奖勋章。

　　1957 年，科斯格罗夫医生加入克利夫兰诊所，并于 1989 年被任命为心胸血管外科部门主任。在他的领导下，克利夫兰诊所的心脏项目连续18 年被《美国新闻与世界报道》评为全美第一。

科斯格罗夫医生已经发表了近 450 篇期刊文章和书籍章节，撰写并出版了 1 本书，举办了 17 个培训，并在持续地拍摄医学教育短片。他完成了 22 000 多例手术，在心外科手术的各个领域都赢得了国际声誉，尤其在瓣膜修复方面受到高度赞誉。作为一名革新者，科斯格罗夫医生有 30 项用于外科的医疗和临床产品的发明专利。

科斯格罗夫医生参加过瑞士的达沃斯世界经济论坛以及华盛顿特区的美国参议院卫生、教育、劳工和养老委员会。他的文章被诸多国家杂志和报纸引用并刊登，包括《纽约时报》的封面故事，《新闻周刊》《纽约时报》和《华盛顿邮报》的主题文章。他出现在美国的 CNN（美国有线电视新闻网络）、Fox（福克斯）、MSNBC（微软全国有线广播电视公司）、NBC（美国全国广播公司）、CBS（哥伦比亚广播公司）、PBS（美国公共广播公司）的《查理·罗斯秀》和其他全国媒体上。

科斯格罗夫医生，不仅是克利夫兰诊所的临床医生奖、年度创新奖、勒纳人道主义奖的获得者，他还是著名的克利夫兰医学名人堂和克利夫兰市商业名人堂的成员。2007 年他被克利夫兰市销售与营销协会评为克利夫兰年度企业经理人，并获得康纳利堡的年度国家医生称号。他还因在公共服务方面的出色贡献获得伍德罗·威尔逊中心奖、哈佛大学商学院奖和美国俄亥俄州东北部多元化中心的人道主义奖。科斯格罗夫医生位列 *Inside Business* 杂志所评选的俄亥俄州东北部企业"100 强人物"榜单的首位，并在美国权威杂志《现代医疗》（*Modern Healthcare*）评选的"医疗行业最具影响力的 100 人"和"最具影响力医生经理人"排名中遥遥领先。

注　释

前言

1　This story was taken from a Cleveland Clinic promotional patient video and follow-up interview with Terri McCort conducted January 15, 2013.

第 1 章

1　Aaron Young, Humayun J. Chaudhry, Jon V. Thomas, and Michael Dugan, "A Census of Actively Licensed Physicians in the United States 2012," *Journal of Medical Regulation* 99, No. 2, p. 13.

2　Accenture, "Clinical Transformation: New Business Models for a New Era in Healthcare," September 27, 2012, http://www.accenture.com/us-en /Pages/insight-new-business-models-new-era-healthcare-summary.aspx.

3　Suzanne M. Kirchhoff, "Physician Practices: Background, Organization, and Market Consolidation," Congressional Research Service, January 2, 2013, http://www.fas.org/sgp/crs/misc/R42880.pdf.

4　Grace Crile, ed., *George Crile: An Autobiography*, Vols. 1 and 2 (Philadelphia and New York: J. B. Lippincott Co., 1947).

5　Portions of this section appeared initially in John D. Clough, ed., *To Act as a Unit: The Story of the Cleveland Clinic*, 5th ed. (Cleveland, Ohio: Cleveland Clinic Foundation, 2011).

6　Lawton R. Burns, Jeff C. Goldsmith, and Ralph W. Muller, "History of Physician-Hospital Collaboration: Obstacles and Opportunities," in Kaiser Permanente Institute for Health Policy, *Partners in Health: How Physicians and Hospitals Can Be Accountable Together*, ed. Francis J. Crosson and Laura A. Tollen (San Francisco: Jossey-Bass, 2010).

7　Clough, ed., *To Act as a Unit*.

8　Palo Alto Medical Foundation, "A Brief History of Group Practice," http:// www.pamf.org/about/pamfhistory/grouppractice.html, accessed August 24, 2013.

9　Kaiser Permanente Institute for Health Policy, *Partners in Health: How Hospitals and Physicians Can Be Accountable Together*, ed. Francis J. Crosson and Laura A. Tollen (San Francisco: Jossey-Bass, 2010).

10　Clough, ed., *To Act as a Unit*.

11　Quoted in Lawrence P. Casalino et al., "Benefits of and Barriers to Large Medical Group Practice in the United States," *Archives of Internal Medicine*, Vol. 163 (2003), pp. 1958–1964.

12　President Barack Obama, weekly radio address, June 6, 2009, http://www.whitehouse.gov/the-press-office/weekly-address-president-obama-outlines-goals-health-care-reform.

13　Palo Alto Medical Foundation, "Brief History of Group Practice."

14　W. B. Weeks, D. J. Gottlieb, D. E. Nyweide, et al., "Higher Healthcare Quality and Bigger Savings Found at Large Multispecialty Medical Groups," *Health Affairs (Millwood)* 29, no. 5 (2010): 991–997.

15　Laura Tollen, "Physician Organization in Relation to Quality and Efficiency of Care: A Synthesis of Recent Literature," Commonwealth Fund, April 17, 2008, http://www.commonwealthfund.org/Publications/Fund-Reports/2008/Apr/Physician-Organization-in-Relation-to-Quality-and-Efficiency-of-Care--A-Synthesis-of-Recent-Literatu.aspx.

16　Randall D. Cebul, James B. Rebitzer, Lowell J. Taylor, and Mark E. Votruba, "Organizational Fragmentation and Care Quality in the U.S. Health System," *Journal of Economic Perspectives*, Vol. 22, No. 4 (Fall 2008): 93-113.

17　E. D. Hixson, S. Davis, S. Morris, and A. M. Harrison, "Do Weekends or Evenings Matter in a Pediatric Intensive Care Unit?" *Pediatric Critical Care Medicine* 6, no. 5 (2005): 523–530.

18　"Central Line Associated Bloodstream Infections (CLABSI) Acquired While in Intensive Care Units," January 2013, http://my.clevelandclinic.org/about-cleveland-clinic/quality-patient-safety/performance-reports/cleveland-clinic-main-campus.

19　E-mail from Marie Budev, medical director, Lung Transplantation, Cleveland Clinic.

20　Geisinger Health System, "2011 System Report," http://www.geisinger.org/about/2011_AR_FINAL.pdf.

21　R. A. Miki, M. E. Oetgen, J. Kirk, et al., "Orthopaedic Management Improves the Rate of Early Osteoporosis Treatment After Hip Fracture: A Randomized Clinical Trial," *Journal of Joint and Bone Surgery* 90, no. 11 (2008): 2346–2353.

22　B. C. James and L. A. Javits, "How Intermountain Trimmed Health Care Costs Through Robust Quality Improvement Effort," *Health Affairs* 30, no. 6 (2011): 1185–1191.

23 Cebul et al., op. cit.

24 Diane Suchetka, "Cleveland Clinic Vascular Medicine Doctor Heather Gornik Puts Listening First," *Plain Dealer*, January 13, 2013. This account draws heavily from Ms. Suchetka's article.

25 2012 Physician Retention Survey from Cejka Search and the American Medical Group Association (AMGA), figure cited in online press release, "Physician Turnover Hits New High as Housing and Stock Markets Recover," www.prnewswire.com, accessed October 1, 2013.

26 Delos Cosgrove, Michael Fisher, Patricia Gabow, et al., "A CEO Checklist for High-Value Health Care," Institute of Medicine, June 5, 2012, http:// www.iom.edu/Global/Perspectives/2012/CEOChecklist.aspx.

27 Geisinger Health System, "2011 System Report."

28 James and Javits, "How Intermountain Trimmed Health Care Costs."

29 Cosgrove et al., "A CEO Checklist for High-Value Health Care."

30 Mark Froimson, "In-Home Care Following Total Knee Replacement," *Cleveland Clinic Journal of Medicine* 80, e-Supplement no. 1 (2013): eS15–eS18.

31 Press release, "Walmart Expands Health Benefits to Cover Heart and Spine Surgeries at No Cost to Associates," October 11, 2012, http://news .walmart.com/news-archive/2012/10/11/walmart-expands-health -benefits-to-cover-heart-spine-surgeries-at-no-cost-to-associates.

32 Hospitals can be compared across numerous domains at this site: http:// www.medicare.gov/hospitalcompare.

第 2 章

1 Jay Crosson, "Patient Safety and the Group Practice Advantage," *The Permanente Journal* 5, no. 3 (2001): 3–4.

2 Thomas Bodenheimer, "Coordinating Care—A Perilous Journey Through the Health Care System," *New England Journal of Medicine*, vol. 358, no. 10 (2008): 1064–1071.

3 Ibid.

4 John Clough, ed., *To Act as a Unit: The Story of the Cleveland Clinic*, 4th ed. (Cleveland, Ohio: Cleveland Clinic Press, 2005), 27.

5 Ibid.

6 Ibid., 29.

7 A. A. Ghaferi, J. D. Birkmeyer, and J. B. Dimick, "Variation in Hospital Mortality Associated with Inpatient Surgery," *New England Journal of Medicine* 361, no. 14 (2009): 1368–1375.

8 D. M. Cosgrove 3d, J. H. Petre, J. L. Waller, J. V. Roth, C. Shepherd, and L. H. Cohn, "Automated Control of Postoperative Hypertension: A Prospective,

Randomized Multicenter Study," *Annals of Thoracic Surgery* 47, no. 5 (1989): 678–682.

9 Michael Porter, "A Strategy for Health Care Reform: Toward a Value-Based System," *New England Journal of Medicine* 361, no. 2 (2009): 109–112.

10 Michael Porter and Elizabeth Teisberg, *Redefining Health Care: Creating Value-Based Competition on Results* (Cambridge, Mass.: Harvard Business Review Press, 2006):105.

11 "America's Best Hospitals," *U.S. News & World Report*, 2012.

第 3 章

1 Karin Connelly, "To Accommodate Rapidly Growing Staff, Explorys Moves into Former Museum Space," February 7, 2013, http://www.freshwatercleveland.com/features/explorysmove020713.aspx.

2 Explorys website, http://www.explorys.com, accessed August 27, 2013.

3 David Levin and Nicholas Molley, "Using and Managing Information Technologies," course offered at the Samson Global Leadership Academy for Healthcare Executives, Cleveland Clinic.

4 Robert E. Henkin and Jay A. Harolds, "Health Information Technology and the Electronic Medical Record," *Clinical Nuclear Medicine* 35, no. 10 (2010): 788–789.

5 Delos Cosgrove, Michael Fisher, Patricia Gabow, et al., "A CEO Checklist for High-Value Health Care," Institute of Medicine, June 5, 2012, http://www.iom.edu/Global/Perspectives/2012/CEOChecklist.aspx.

6 Devin Leonard and John Tozzi, "Why Don't More Hospitals Use Electronic Health Records?" http://www.businessweek.com, June 21, 2012.

7 Bruce Japsen, "Less than Two Percent of Hospitals Are Paperless as Medicare Penalties Loom," http://www.forbes.com, January 16, 2013.

8 Leonard and Tozzi, "Why Don't More Hospitals Use Electronic Health Records?"

9 "AMA Calls for Standardized Patient Records, Better Nutrition in Prisons," Reuters Health Medical News, June 22, 2011.

10 Henkin and Harolds, "Health Information Technology and the Electronic Medical Record."

11 Emily P. Walker, "EHR Adoption Way Up in Hospitals," medpagetoday.com, February 17, 2012.

12 Leonard and Tozzi, "Why Don't More Hospitals Use Electronic Health Records?"

13　Anne Scheck, "An Electronic Medical Record for a New Era," *Emergency Medicine News* 32, no. 5 (2010): 12–13.

14　Ibid.

15　F. D. Loop, B. W. Lytle, D. M. Cosgrove, et al., "Influence of the Internal-Mammary-Artery Graft on 10-Year Survival and Other Cardiac Events," *New England Journal of Medicine* 314, no. 1 (1986): 1–6.

16　Visit http://www.lerner.ccf.org/qhs/risk_calculator/.

17　Kevin B. O'Reilly, "ICU Central-Line Infections Drop Dramatically Nationwide," http://www.amednews.com, March 14, 2011.

第 4 章

1　U.S. Department of Health and Human Services, Food and Drug Administration, "Innovation or Stagnation: Challenge and Opportunity on the Critical Path to New Medical Products," March 2004.

2　David Cassak, "Cleveland Clinic Innovations: Creating a Global Innovation Engine," *In Vivo* 30, no. 7 (2012): http://www.bioenterprise.com/resources/uploaded/InVivoArticle_1f2b.pdf.

3　"Innovation, the Challenge of Continual Newness", http://www.elearnspace.org/Articles/innovation.htm, accessed October 1, 2013.

4　MS statistics, National Multiple Sclerosis Society, www.nationalmssociety.org, accessed August 25, 2013.

5　Press release, "Renovo Neural Initiates First Dedicated Commercial 3D-Electron Microscopy Service; Collaborates with Customers to Co-develop New 3D Nanohistology Applications," April 17, 2012, http://www.businesswire.com/news/home/20120417005515/en/Renovo-Neural-Initiates-Dedicated-Commercial-3D-Electron-Microscopy.

6　Ibid.

7　"Cleveland Clinic Spinoff Renovo Neural Aims for Better Multiple Sclerosis Drug," May 17, 2011, medcitynews.com.

8　Quoted in Cassak, "Cleveland Clinic Innovations."

9　Andrew I. Schafer, ed., *The Vanishing Physician-Scientist?* (Ithaca, NY: ILR Press, 2009).

第 5 章

1　Mohammadreza Hojat et al., "Empathy and Health Care Quality," *American Journal of Medical Quality* 28, no. 1 (2013): 6–7.

2　Quoted in Evelyn Theiss, "Patient Experience Summit Emphasizes Empa-

thy and Engagement by Caregivers," May 22, 2012, http://www.cleveland.
com/healthfit/index.ssf/2012/05/patient_experience_summit_emph.html.

3 Information drawn from Cleveland Clinic patient testimonials.

4 Mohammadreza Hojat et al., "The Devil Is in the Third Year: A Longitudi-
nal Study of Erosion of Empathy in Medical School," *Academic Medicine*
84 no. 9 (2009): 1182–1191.

第 6 章

1 Centers for Disease Control and Prevention, June 5, 2013, http://www
.cdc.gov/tobacco/data_statistics/fact_sheets/fast_facts/.

2 Centers for Disease Control and Prevention, April 27, 2012, http://www
.cdc.gov/obesity/adult/defining.html.

3 World Health Organization, http://www.who.int/countries/usa/en/.

4 Sarah Jane Tribble, "Initiatives Help Cleveland Clinic Employees Get
Healthier, Lower Insurance Costs," *Cleveland Plain Dealer*, October 19,
2011.

第 7 章

1 Peter Senge, *The Fifth Discipline: The Art and Practice of the Learning Or-
ganization*. New York, N.Y.: Currency Doubleday (1990), p. 7.

2 John F. Kennedy, "Address Before the Canadian Parliament in Ottawa,"
May 17, 1961, http://www.presidency.ucsb.edu/ws/?pid=8136.

第 8 章

1 Angelina Jolie, "My Medical Choice," *New York Times*, May 14, 2013,
http://www.nytimes.com/2013/05/14/opinion/my-medical-choice
.html?_r=0.

2 "Getting Personal: The Promise of Cheap Genome Sequencing," *The Econ-
omist*, April 16, 2009. The cost of less than $10,000 in 2012 comes from the
National Institutes of Health, National Genome Research Institute, http://
www.genome.gov/sequencingcosts/.

3 In the interest of full disclosure, I must mention that my wife is director of
strategic alliances at 23andMe Inc., a company that provides analyses
of genetic material directly to consumers.

4　K. Teng, C. Eng, C. A. Hess, et al., "Building an Innovative Model for Personalized Healthcare," *Cleveland Clinic Journal of Medicine* 79, Suppl. 1, no. 4 (2012): S1–S9.

5　M. Doerr and C. Eng, "Personalised Care and the Genome," *BMJ* 344 (2012): e3174.

6　Taken from Charis Eng, "Harnessing the Human Genome Project for Value-Based Delivery of Healthcare," PowerPoint presentation, 2012, and from Eric Klein, "PSA Screening for Prostate Cancer," PowerPoint presentation, Integrative Medicine and Wellness Summit, Chicago, 2010.

7　Charis Eng, "Molecular Genetics to Genomic Medicine Practice: At the Heart of Value-Based Delivery of Healthcare" (invited inaugural editorial commentary), *Molecular Genetics & Genomic Medicine* 1 (2013): 4–6.

8　B. Heald, T. Plesec, X. Liu, et al., "Implementation of Universal Microsatellite Instability and Immunohistochemistry Screening for Diagnosing Lynch Syndrome in a Large Academic Medical Center," *Journal of Clinical Oncology* 31, no. 10 (2013): 1336–1340.

9　"Asthma Genetic Risk Research Could Lead to Future Test," BBC, June 27, 2013, http://www.bbc.co.uk/news/health-23080636.

10　Matt Hiznay, "Matt Hiznay Is Changing the Face of Lung Cancer," http://www.teamdraft.org/survivorstories/matt-hiznay-is-changing-the-face-of-lung-cancer/, accessed September 4, 2013.

11　Anemona Hartocollis, "Cancer Centers Racing to Map Patients' Genes," *New York Times*, April 21, 2013.

12　"The Day of Precision Medicine Is Dawning, FDA Official Tells UMB," University of Maryland, March 10, 2009, http://www.oea.umaryland.edu/communications/news/?ViewStatus=FullArticle&articleDetail=5835.

13　Jennifer Rainey Marquez, "Angelina Jolie's Decision: Should It Be Yours Too?" (interview with Dr. Charis Eng), *Parade*, May 14, 2013, http://www.parade.com/14174/jmarquez/angelina-jolies-decision-should-it-be-yours-too/.

推荐阅读

读懂未来前沿趋势

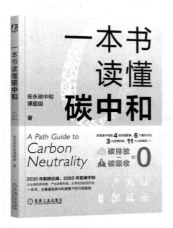

一本书读懂碳中和
安永碳中和课题组 著
ISBN：978-7-111-68834-1

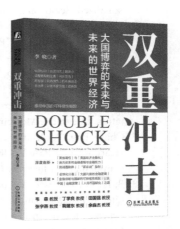

双重冲击：大国博弈的未来与未来的世界经济
李晓 著
ISBN：978-7-111-70154-5

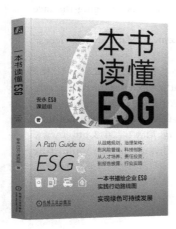

一本书读懂 ESG
安永 ESG 课题组 著
ISBN：978-7-111-75390-2

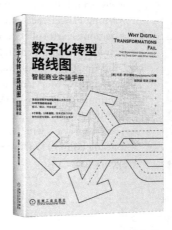

数字化转型路线图：智能商业实操手册
[美] 托尼·萨尔德哈（Tony Saldanha）
ISBN：978-7-111-67907-3